Dr. med. Wolfgang Bohn
Prof. Dr. rer. nat. Wolf A. Kafka

ENERGIE & GESUNDHEIT

BEMER 3000 Therapie
BIO-ELEKTRO-
MAGNETISCHE-
ENERGIE-REGULATION
nach Prof. Dr. Wolf A. Kafka

Überreicht mit freundlichen Grüssen
der Innomed International AG,
Produzent und weltweiter Vertreiber
der BEMER Produkte.

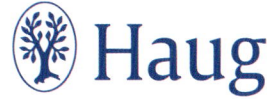

Wolfgang Bohn

Wolf A. Kafka

ENERGIE
BEMER 3000 THERAPIE
GESUNDHEIT

2., erweiterte und überarbeitete Auflage

BIO-ELEKTRO-
MAGNETISCHE-
ENERGIE-REGULATION
nach Prof. Dr. Wolf A. Kafka

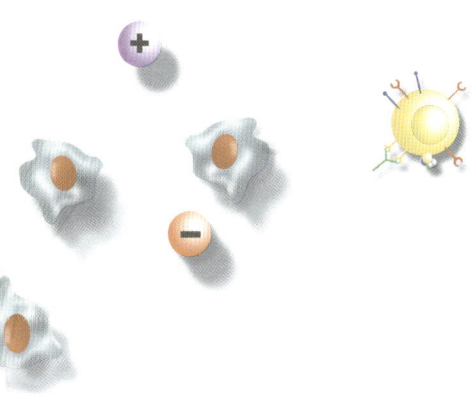

© 2. Aufl. 2004 Karl F. Haug Verlag in MVS Medizinverlage Stuttgart GmbH & Co. KG.,
Postfach 30 05 04, 70445 Stuttgart
Die 1. Auflage erschien bei INNOMED INTERNATIONAL AG, FL-Triesen.

Programmplanung: Dr. Dierk Suhr
Satz, Druck und Verarbeitung:
Holzer Druck und Medien, Weiler
Titelbild: Peter Gleim
Umschlaggestaltung: Thieme Verlagsgruppe

ISBN 3-8304-7199-8

BEMER = Bio-Elektro-Magnetische-Energie-Regulation

Vorwort

Trotz rasanten Fortschritts medizinischer Erkenntnisse und entsprechender Therapieansätze erreicht die Zahl chronischer Erkrankungen in den letzten Jahren alarmierende Dimensionen. Besonders bedenklich stimmt die zunehmende Verschiebung des Beginns solcher Erkrankungen auf jüngere, sogar kindliche Altersgruppen. Unter diesem Druck entstehen Therapiekonzepte, die bisher in der medizinischen Praxis ausgeübte Behandlungsmethoden auf physikalischer und chemischer Ebene sinnvoll ergänzen. Vielversprechend ist dabei ein Ansatz, der auf die Beeinflussung des Ablaufs naturgegebener Regulations- und Selbstheilungsmechanismen abzielt. Diesen Ansatz realisiert die BEMER 3000-Elektromagnetfeld- und Lichttherapie in praktisch anwendbarer Form.

Diese Form der physikalischen Therapie darzustellen und über Einsatzmöglichkeiten sowie wirtschaftliche Aspekte zu informieren, ist die Intention der vorliegenden Abhandlung.

Zunächst werden physikalisch-physiologische Grundlagen und die sich daraus ergebenden Besonderheiten der BEMER 3000-Elektromagnetfeldtherapie erklärt (1.1.-1.4.). Nach Vorstellung der entsprechenden Gerätesysteme, deren Bedienung und Einstellungsmöglichkeiten (2.1.-2.6., 3., Kapitel I), folgt eine Übersicht über die Nachweise der mit der BEMER 3000-Anwendung erzielten physiologischen und therapeutischen Wirkungen, die im Anschluss, geordnet nach orientierenden Vorversuchen, Anwender-Beobachtungen und klinischen Studien inhaltlich zusammengefasst (4.1.- 4.5., Kapitel II) werden.

Mit der gesellschaftlichen und politischen Verschiebung – weg von der ausschließlichen Behandlung von Krankheit, hin zu Prävention, „Wellness", „Personal health management" und „Empowerment Lifestyle" – und unter dem Druck der weiter abnehmenden Finanzierbarkeit unseres Gesundheitssystems muss ein Umdenken bei den Ärzten einsetzen, das zu neuen Behandlungsstrategien und Möglichkeiten der Existenzsicherung führt. Relevante wirtschaftlichen Aspekte für den Arzt oder Therapeuten als Unternehmer beim Einsatz der BEMER 3000-Elektromagnetfeldtherapie werden angesprochen (5., Kapitel III).

Die bisher gewonnen Erkenntnisse werden in lose zusammengestellter Auswahl von Krankheitsbildern und ihrer Ätiologie in Richtung der Anwendung der BEMER 3000-Elektromagnetfeldtherapie auch in der Geriatrie und im Sport abschließend diskutiert (6.1.-8.3., Kapitel IV).

Nach einer Abhandlung über den Einsatz der BEMER 3000-Elektrotherapie bei Tieren (9.1.-9.2., Kapitel V), sowie einer Auflistung im Text zitierter Referenzen (10.), folgt ein Glossar (11.). Im Anhang (12.) werden Produktinformationen und Anwenderhinweise gegeben.

Die umrahmten und farblich abgesetzten Texte dienen zur Vertiefung des Inhalts.

Wir danken den Herren Winfried Banzer, Peter Gleim, Horst Michaelis und Fred Unrath für die konstruktiven und kritischen Beiträge bei der Abfassung des ursprünglichen Manuskripts.

Besonderer Dank gilt auch allen denen, die durch ihren wertvollen und persönlichen Einsatz bei ihren Forschungen und Untersuchungen zur Wirkung der hier dargestellten BEMER 3000-Elektromagnetfeldtherapie beigetragen haben.

Wir danken den Herren Pit Gleim und Alfred Leuc für die technische und graphische Ausgestaltung.

Wir danken nicht zuletzt allen, die uns bei der Abfassung dieses Fachbuches durch Beiträge, Anregungen oder sonstige Hinweise unterstützten. Die Abfassung eines Manuskripts ist ein nicht enden wollendes Unternehmen. Allein während der Arbeit an diesem Fachbuch wurden fortwährend neue Erkenntnisse gefunden. Einmal muss jedoch ein Schlussstrich gezogen werden, auch wenn sich immer wieder neue Dinge finden, die man besser machen oder hinzufügen möchte.

Wir sind auch weiterhin auf die Mitarbeit unserer Leser angewiesen und bitten um Kritik und Verbesserungsvorschläge für eine spätere Überarbeitung.

Wolfgang Bohn   Wolf A. Kafka

Inhalt

Kapitel III

1. Einleitung

1.1. Gesundheit und Vitalität als Abbild molekularer Regulationsmechanismen

Das organische Leben können wir auffassen als momentanes Produkt räumlich und zeitlich höchst komplex ablaufender Optimierungsprozesse zur Anpassung an jeweils gegebene physikalische und chemische Bedingungen. Dies gilt sowohl für die langzeitlichen Prozesse während der Evolution als auch für die kurzzeitlichen während des jeweiligen individuellen Lebens.

Diese Optimierungsprozesse führten zu den strukturell (z. B. durch morphologische Strukturen wie Knochenbau, Muskel, Drüsen-, Gefäß- und Nervensysteme) und funktionell (z. B. Hormone, Proteine oder Temperatur, Druck und Licht) höchstselektiv und höchstsensitiv verknüpften Kontroll- und Regelmechanismen. Sie basieren auf Wechselwirkungen zwischen Atomen, Ionen und Molekülen.

Genau diese Interaktionen überführen die in organischen Stoffen ruhende Energie, nach von der Natur vorgegebenen Gesetzmäßigkeiten, in Strukturen, in Arbeit und Wärme und regeln auf diese Weise Gesundheit, Vitalität und Lebensenergie.

Sobald es aber hier zu Störungen kommt, die durch die natürlich vorgegebenen Regelprozesse nicht mehr kompensiert werden können, werden wir krank. In letzter Konsequenz hängen also Gesundheit, Vitalität und Lebenskraft ab von der Zahl und dem energetischen Zustand der für diese Re-gelprozesse notwendigen Reaktionspartner.

Es ist das einheitliche Ziel therapeutischer Maßnahmen, dieses Zusammenspiel möglichst umfassend und schonend zu erhalten. Sei es der Einsatz von Medikamenten, physikalisch-therapeutischen, psychologischen oder sonstiger Maßnahmen, sie zielen alle ab auf die Kompensation solcher Störungen in diesem molekularen Regulationssystem.

Wir verstehen zwar nicht, warum die Natur diesen Weg gewählt hat und auch nicht, wie sie es schafft, auf diesem Weg zu bleiben, aber wir verstehen die Mechanismen dieser molekularen Prozesse. Sie werden im Wesentlichen bestimmt durch die Dichteverteilung der diesen Molekülen zugehörigen Elektronen (Elektronenkonfiguration).

Der Einsatz der nichtinvasiven Therapie mit elektromagnetischen Feldern – von der niederfrequenten (Elektro)magnetfeld- bis hin zur hochfrequenten Licht- und Strahlungstherapie – zielt auf eine Beeinflussung dieser durch die Elektronenkonfigurationen bestimmten Energiesituation ab.

1.2. Elektromagnetfeld- und Lichttherapie

Die elektromagnetischen Einwirkungen beruhen dabei auf Kraftwirkungen, die die elektro-magnetischen Felder direkt oder indirekt auf die für die chemische Wechselwirkung verantwortlichen elektronischen Konfigurationen dieser molekularen Bausteine ausüben, sie energetisch verändern und dabei aktivieren.

Vergleichbar den Wirkungen von Enzymen oder

Katalysatoren führt die Aktivierung also im Wesentlichen zu einer Erhöhung der Anzahl an reaktiven Molekülen und damit zu einer Erhöhung der Reaktionswahrscheinlichkeiten. – Sie regulieren dadurch über naturgegebene Mechanismen ein Zuviel oder Zuwenig an Stoffkonzentrationen, infolge derer sich sogar Arzneimittelgaben bzw. Arzneimitteldosierungen potenziell beeinflussen lassen.

Das elektromagnetische Feld aktiviert die molekularen Prozesse, die für den Aufbau der morphologischen Struktur und die Bereitstellung der für den Erhalt des Lebens und der Gesundheit notwendigen Energie sorgen.

Molekülzustände

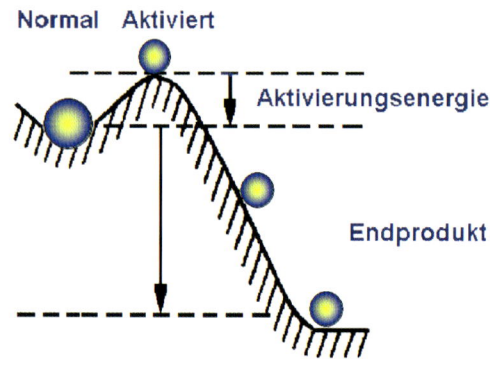

Das elektromagnetische Feld liefert nicht die Energie und beeinflusst nicht die Triebkraft einer Stoffwechselredaktion, es beeinflusst - ähnlich wie ein Katalysator - vorrangig den Aktivierungsvorgang

Fig. 1: Mechanismen der molekularen Aktivierung (Schema)

Abgesehen von strukturellen Eigenschaften der Moleküle hängt die Effizienz solcher Aktivierungen maßgeblich ab von der Größe der Ladungen, von der Bewegung und Beweglichkeit der daran beteiligten Massen und somit vom zeitlichen Intensitätsverlauf des einwirkenden elektromagnetischen Feldes.

Ein wesentlicher Schritt zur Aktivierung eines

möglichst breiten Bandes unterschiedlicher Molekülsysteme gelang erstmals Kafka 1998 (6) mit der Entwicklung eines speziellen Stimulationssignals, bei dem jeder einzelne Impuls ein breites Band an Anregungsmöglichkeiten enthält, das BEMER-Signal (Bio-Elektro-Magnetische-Energie-Regulation).

Herkömmliche magnetfeldtherapeutische Verfahren stützen sich auf die Applikation von Gleichfeldern bzw. sinus-, trapez- oder sägezahnförmig (amplituden-) modulierten Wechselfeldern. Die oben angesprochene grundlegende Forderung nach einer auf die molekularen Gegebenheiten im physiologischen System abgestimmte Signalform blieb hierbei jedoch weitestgehend unberücksichtigt.

Ohne Berücksichtigung dieser den tatsächlichen Wirkungen zugrunde liegenden Mechanismen wird die Magnetfeldtherapie in die Zeit der legendären Altertumskulturen wie Ägypten oder China zurückversetzt. Von der Entdeckung des Magneteisensteins bis zur Entdeckung des Elektromagnetismus 1820 und der sich daraus ergebenen Geräte- und Systementwicklung lag ein durch Jahrtausende führender Entwicklungsweg. Magnetarmbänder, Magnethalsketten, Permanentmagneten in Betten, in Schuheinlagen, eingenäht in Matten, sowie weiterhin die verschiedenen elektromagnetischen Geräte, die mit Rundspulen, Spulenmatten und anderen Arten von Applikatoren betrieben werden, alles subsumiert sich heute unter dem Oberbegriff „Magnetfeldtherapie". Dieser Oberbegriff Magnetfeldtherapie gaukelt aber nur eine Gleichartigkeit im System und Qualitätsniveau vor. Reale Nachweise von Wirkung und Wirksamkeit blieben und bleiben oftmals vernachlässigt. Bei vielen der angebotenen Elektro-Magnetfeld-Systemen (derzeit weit über 100) handelt es sich, auch wissenschaftlich beurteilt, um *über-*

holte Technik in neuer Verpackung, wobei zahlreiche Systeme einer näheren Qualitäts- und Wirksamkeitsprüfung vermutlich nicht standhalten würden.

1.3. Das BEMER-Signal

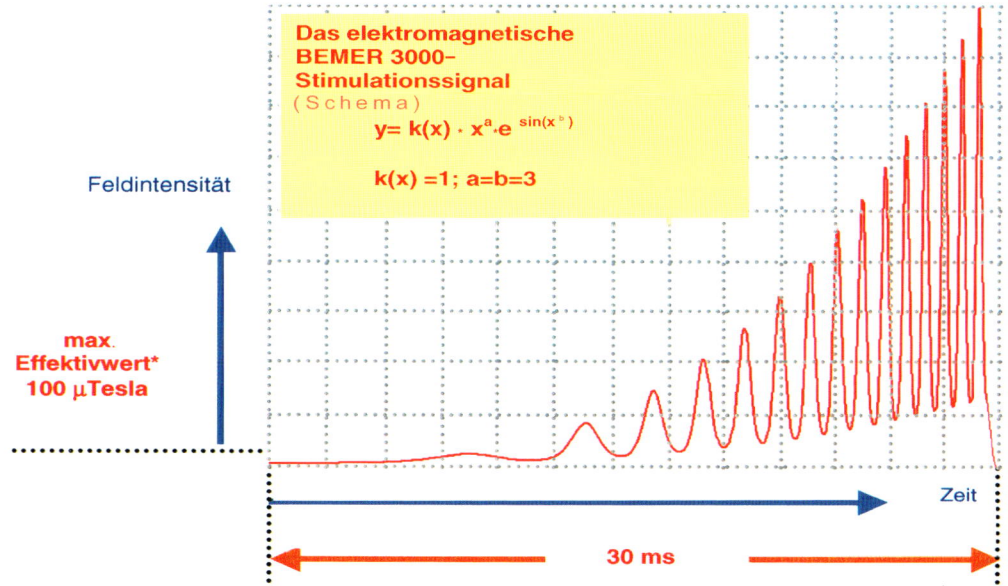

Das elektromagnetische BEMER 3000-Stimulationssignal (Schema)

$$y= k(x) \cdot x^{a} \cdot e^{\,sin(x^{b})}$$

$$k(x) =1; \; a=b=3$$

Feldintensität

max. Effektivwert* 100 µTesla

Zeit

30 ms

Fig. 2: Das elekromagnetische BEMER 3000-Stimulationssignal

Das BEMER-Signal besteht aus einer Folge von halbwellenförmigen, sinusartigen Intensitätsvariationen. Beginnend mit kleinen Werten steigt die Intensität zunächst langsam an, fällt dann wieder ab auf einen Wert, der innerhalb eines Impulses aber höher liegt als der Ausgangswert. Diese Abfolge wiederholt sich, wobei die Intensitätswechsel immer dichter werden und der Versatz gegen die Nulllinie zunehmend wächst. Die An- und Abstiege werden dabei entsprechend steiler. Der Intensitätsablauf wiederholt sich 33,3-mal pro Sekunde. Nach 2 Minuten wechselt das Magnetfeld seine Richtung. An einem Steuergerät lässt sich die Dauer der Signalfolgen zwischen 8 und 20 Minuten einstellen. Es handelt sich also beim Magnetfeld der BEMER 3000-Systeme in erster Näherung um ein typisches nulllinienasymmetrisches pulsierendes elektromagnetisches Gleichfeld.

Die möglichen Orte der Transduktion, an denen die direkte oder indirekte Beeinflussung durch dieses elektromagnetische Stimulationssignal stattfinden, sind noch Gegenstand der Diskus

Effektivwerte sind im Allgemeinen bezogen auf die durch Gleichfelder in gleichen Zeiträumen übertragenen Energien (vgl. Wechselstromleistungen)

sion und Forschung. Der Proteinbildung und Strukturierung gilt derzeit in diesem Zusammenhang besondere Aufmerksamkeit.

Die Beeinflussung wichtiger und grundlegender biomolekularer Prozesse und ihre Aktivierung auf breiter Ebene durch elektromagnetische Felder war der treibende Gedanke bei der Entwicklung der Bio-Elektro-Magnetischen-Energie-Regulation und des zugrunde liegenden speziellen Impulses. Das Ziel andauernder Forschung liegt in der weiteren Aufklärung der Wirksamkeit, aber auch in weiterführenden Erkenntnissen hinsichtlich des Ortes und der speziellen Art der Transduktion.

1.4. Physikalische Grundlagen zur Elektro-Magnet-Feld-Therapie

Die Entwicklung und der Zustand organischen Lebens basieren auf höchst komplex ablaufenden Optimierungsprozessen zur substanziellen und funktionellen Anpassung an jeweils gegebene physikalische und chemische Bedingungen. Sie sorgen nach von der Natur vorgegebenen Gesetzmäßigkeiten sowohl in den langzeitlichen Prozessen während der Evolution als auch in den relativ kurzzeitlichen während des jeweiligen individuellen Lebens für die für den Aufbau, den Erhalt und den Ablauf unseres Lebens notwendigen Substanz- und Energieflüsse. Alle diese Prozesse basieren auf biochemischen Stoffwechselreaktionen. Sie sind verantwortlich für Gesundheit, Vitalität und Lebensenergie und bei deren Störung für deren Wiederherstellung (Selbstheilungsmechanismen).

Die (Elektro-)Magnetfeldtherapie zielt darauf ab, diese Regulationsmechanismen und damit den Gesundheitszustand benefizial zu beeinflussen. Sie stützt sich dabei auf die von den eingesetzten elektrischen oder/und mag-

netischen Feldern auf elektrische Ladungen ausgehenden (Kraft-)Wirkungen und ist insbesondere ausgerichtet auf die Beeinflussung der den Ablauf dieser Regulationsprozesse entscheidenden Elektronenstrukturen der beteiligten molekularen Bindungspartner.

Der Umgang mit den Themenbereichen zum Elektromagnetismus im Allgemeinen und der Elektromagnetfeldtherapie im Speziellen stellt ausbildungsbedingt selbst an das medizinische Fachpersonal hohe Anforderungen. Er dürfte demnach insbesondere die Fachkompetenz des breit angesprochenen und an der Sache interessierten Anwenderkreises erheblich überfordern. Dieser Abschnitt soll hierzu klärend beitragen.

Ausgehend von der Beschreibung der Eigenschaften und Wirkungen ruhender und bewegter elektrischer Ladung, folgt eine lose Zusammenstellung der durch so genannte physikalische Größen gekennzeichneten Fachdefinitionen. Ihre Zusammenhänge werden in Form von so genannten mathematischen Größengleichungen zusammengefasst und abschliessend für elektrische und magnetische Feldwirkungen tabellarisch vergleichend gegenübergestellt. Den dynamischen Zusammenhang zwischen elektrischen und magnetischen Feldern beschreiben die Maxwellschen Gleichungen.

1.4.1. Elektrizität

Der Begriff Elektrizität beschreibt u. a. das Verhalten von Ladungen. Die Ladung setzt sich aus kleinsten Einheiten, nämlich der Ladung eines Elektrons, zusammen. Sie ist unveränderbar und für alle Elektronen gleich. Die Ladung wird in Coulombs (C) angegeben.

Die Erklärung für die diskreten Ladungseinheiten liefert die atomistische Theorie der Materie. Die Atome und Moleküle (im Folgenden werden sie synonym als Moleküle bezeichnet) selbst setzen sich aus Atomkernen und den sich darum befindenden Atomhüllen zusammen, in denen sich die Elektronen aufhalten (Elektronenwolken). Die Elektronen sind negativ geladen. Die Atomkerne, selbst aus Neutronen und Protonen bestehend, sind positiv geladen, weil die Ladung des Protons im Vergleich zur Ladung des Elektrons das genau entgegengesetzte Vorzeichen trägt und Neutronen keine Ladung besitzen. Als Ganzes sind Moleküle ungeladen (neutral), weil die Anzahl von Elektronen und Protonen in ihnen gleich ist. Fehlt einem Molekül ein Elektron oder gar mehrere Elektronen, so liegt ein ionisiertes Molekül bzw. Ion vor. Eine genauere Erklärung der Verhältnisse ist Gegenstand der Quantenphysik.

Die Elektronen sind innerhalb der Elektronenwolken hinsichtlich ihres energetischen Zustands auf bestimmte Elektronenbahnen oder Aufenthaltwahrscheinlichkeiten diskret verteilt. Diese Verteilung – man bezeichnet sie auch als Elektronenfiguration – charakterisiert wesentliche physikalische und chemische Eigenschaften dieser Moleküle. Insbesondere beruhen physikalisch-chemische Interaktionen, also auch die in Organismen ablaufenden bio-chemischen Interaktionen, auf Änderungen des energetischen Zustands einiger weniger Elektronen innerhalb dieser Elektronenhüllen.

Im weitesten Sinne kann jede bio-chemische Reaktion innerhalb eines Organismus als Glied innerhalb der komplexen lebenserhaltenden Regulationsvorgänge angesehen werden. Wie jede Form der medizinischen Therapie ist demnach auch die Elektromagnetfeldtherapie darauf ausgerichtet, über eine direkte oder indirekte Beeinflussung dieser Elektronenkonfigurationen körpereigene Regulationsmechanismen, insbesondere also der so genannten Selbstheilungsmechanismen, schonend zu unterstützen.

Adäquat konfiguriert und richtig eingesetzt liefert die (BEMER-) Elektromagnetfeldtherapie einen innovativen, nichtinvasiven, supplementären (und nicht einen alternativen) Beitrag zur vorsorgenden (präventiven) und heilenden naturwissenschaftlichen medizinischen Behandlung.

1.4.2. Elektrische Ladungen und Coulombkraft

Durch Verlust oder Anreicherung von Elektronen entsteht positiv oder negativ geladene Materie. Das kann z. B. durch mechanisches Reiben verursacht werden. Beispielsweise können beim Kammen von frisch gewaschenen Haaren Elektronen von den Haaren „abgestreift" werden. Die Folge sind aufrecht stehende Haare, die regelrecht am Kamm „kleben". Diese Erscheinung beruht auf einer elektrostatischen Aufladung. Die physikalische Erklärung für dieses Phänomen bietet das Coulombsche Gesetz, das Grundgesetz der Elektrostatik, mit dem sich die Kräfte zwischen Ladungen beschreiben lassen. Bezeichnet man die Ladungen zweier sich im Abstand r voneinander entfernter Körper mit Q1 und Q2, dann gilt für die Kraft F zwischen ihnen

1 $F = \left(\frac{1}{4\pi\varepsilon_0}\right)\left(Q1\,Q2\,/\,r^2\right)$ **Dimension: Newton = kg m/s^2**

Die Konstante ε_0 wird als Dielektrizitätskonstante des Vakuums oder auch als absolute Dielektrizitätskonstante bezeichnet (Dimension (vgl. Gleichung 4): Coulomb/(Voltmeter)). Haben die Ladungen entgegengesetzte Vorzeichen, also z. B. wenn Q1 negativ und Q2 positiv ist, so ziehen sie sich an. Bei gleichem Vorzeichen stoßen sie sich ab. In dem Beispiel mit den gekämmten Haaren stoßen sich die allseits positiv geladenen Haare voneinander ab. Haare und Kamm dagegen ziehen sich an. Entfernen sich die Ladungen voneinander, wird die Kraft, die zwischen ihnen wirkt, sehr schnell kleiner. Zudem neutralisieren sich entgegengesetzte Ladungen.

1.4.3. Elektrisches Feld

Die elektrische Kraft hat der britische Physiker Michael Faraday im frühen 19. Jahrhundert mit so genannten Feldlinien gedeutet und damit den Begriff des elektrischen Feldes (E) eingeführt. Diese Feldlinien muss man sich rein gedanklich vorstellen; sie sind nicht materieller Natur.

Allgemein reflektieren Feldlinien die Richtung der in jedem Punkt eines Feldes wirkenden Kraft.

In der Sprache des elektrischen Feldes erzeugt ein geladener Körper ein elektrisches Feld (sein Coulombfeld), und dieses Feld übt eine Kraft auf einen anderen geladenen Körper aus. Letzterer hat aber auch sein Coulombfeld und wirkt entsprechend auf den ersten Körper. Elektrische Felder können nur durch ihre Wirkung auf geladene Materie gemessen werden. Da aber jede Ladung selbst ein Feld besitzt, wird das zu messende Feld durch die Ladungen, auf die es wirken soll, verändert. Elektrische Felder addieren sich in ihrer Stärke, wobei das Feldlinienbild kompliziert wird.

Die Stärke des elektrischen Feldes wird üblicherweise durch die Kraft ausgedrückt, die auf eine Punktladung in diesem Feld wirkt. Sie wird durch das Verhältnis der auf eine Ladung im Feld wirkenden Kraft zur Größe dieser Ladung ausgedrückt:

Mit E als elektrischer Feldstärke, F der Kraft, die im Feld auf eine Ladung Q wirkt, gilt:

2   E = F/Q Dimension: **Newton/Coulomb = N/C =   Volt/Meter = V/m**

Entsprechend dieser Definition ist die elektrische Feldstärke eine vektorielle Grösse, d. h. sie ist durch Betrag und Richtung in jedem Raumpunkt bestimmt. Da es bei den Berechnungen nur auf den Betrag ankommt, wurde in der Schreibweise der folgenden Gleichungen der vektorielle Charakter nicht berücksichtigt.

In inhomogenen Feldern ist die Kraft örtlich verschieden, die Gleichung liefert deshalb nur bei homogenen Feldern die für das gesamte Feld geltende Feldstärke.

Bringt man Materie in das Feld zweier unterschiedlich geladener Körper, dann ergibt sich – als Folge dieser Kraftwirkungen – in der Materie eine Ausrichtung der Moleküle in Form von Dipolen: Die positiv geladenen Atomkerne und die negativ geladenen Elektronen bevorzugen eine Stellung, in der der Atomkern dem negativ geladenen Körper näher kommt, während die Elektronen die Nähe des positiv geladenen Körpers bevorzugen. (Eine derartige Konstellation von Ladungen nennt man Dipol.) Der dahinter stehende physikalische Effekt wird als Polarisation und die polarisierte Materie als Dielektrikum bezeichnet. Befinden sich in einem Material frei bewegliche Ladungsträger, so werden diese Ladungen durch ein elektrisches Feld getrennt. Dieser Vorgang wird in der Physik als Influenz bezeichnet. Die Influenz bewirkt zum Beispiel, dass man bei Gewitter in einem Auto bestens aufgehoben ist. Sie findet insbesondere als Elektrophorese eine grundlegende Rolle in der molekularbiologischen Analytik.

Ein physikalisches bzw. mathematisches Feld ist ein Raumgebiet, in dem physikalische bzw. mathematische Größen (z. B. Druck, Temperatur, Kraft bzw. mathematische Zahlenwerte) als Funktion der diesen Raum beschreibenden Koordinaten zu einem gegebenen Zeitpunkt dargestellt werden. Zur vereinfachten Interpretation und modellmäßigen Vorstellung lassen sich solche Zusammenhänge in geeignet gewählten Koordinatensystemen grafisch darstellen, zum Beispiel durch Linienverbindung aller derjenigen Punkte, an denen zu dem gegebenen Zeitpunkt gleiche physikalische Größen vorherrschen (vgl. durch Höhenlinien bzw. Luftdruck markierte Wander- bzw. Wetterkarten).

Besonders übersichtliche Verhältnisse gelten immer dann, wenn es sich bei den an den einzelnen Raumpunkten vorherrschenden Größen um gerichtete Größen, so genannte Vektoren handelt (z. B. Geschwindigkeiten, Kraftwirkungen, Strömungen). In solchen Fällen lassen sich diese Zusammenhänge durch so genannte Feld- oder Stromlinienbilder darstellen, in denen die Richtung der Linien mit der Richtung der an den einzelnen Raumpunkten vorherrschenden Vektoren (z. B. Kräften) übereinstimmt. Nachdem diese Linien stets in Richtung der Kraftwirkungen zeigen, bezeichnet man diese auch als Kraftlinien. Übertragen auf die Wanderkarte weist ihre Richtung, senkrecht zu den Höhenlinien, stets in die Richtung der stärksten Hangneigung, also in diejenige Richtung, die eine rollende Kugel unter dem Einfluss der Schwerkraft einnehmen würde.

Man unterscheidet homogene und inhomogene Felder. Man spricht so lange von einem homogenen Feld, solange die Richtungen der Feldkräfte oder die zu ihnen proportionale Feldstärke übereinstimmen, oder vereinfacht solange die Feldlinien parallel verlaufen. Jedes andere Feld, in dem die Feldlinien entweder auseinanderwandern (divergieren) oder aufeinander zulaufen (konvergieren), ist inhomogen (Fig. 3).

Die Inhomogenität lässt sich beschreiben durch die Änderung der Feldstärke (z. B. E) pro Längeneinheit (l), also durch (dE/dl). Ein Feld ist somit nur in demjenigen durch l beschreibbaren Raumbereich homogen, für den (d2E/dl²=0) gilt. Für den gegebenen Fall der Richtungskopplung ist die Inhomogenität insofern auch ein Maß zur Beschreibung der Feldstärke. Die Feldstärke nimmt in der Richtung, in der die Feldlinien divergieren, ab, in entgegengesetzter Richtung zu. Dort, wo die Feldlinien enger liegen, ist also die Feldstärke höher. Ohne detailliert darauf einzugehen, lässt sich letztlich die Feldstärke durch die Dichte der Feldlinien, also durch die durch eine bestimmte z. B. zur Feldrichtung senkrechte Fläche tretende Anzahl von Feldlinien, beschreiben (siehe unten: magnetische Flussdichte B).

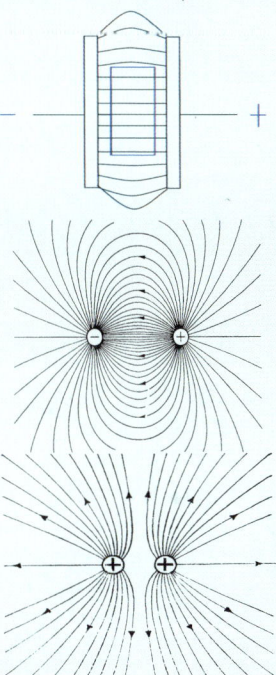

Fig. 3: Homogene Feldverteilung zwischen zwei elektrisch unterschiedlich aufgeladenen Platten (Plattenkondensator, oben). Inhomogene Feldverteilung zwischen zwei gleichförmig (Mitte) und zwei ungleichförmig (unten) geladenen Ladungsträgern.

Homogenität und Kraftwirkung

Die resultierenden elektrischen (magnetischen) Kraftwirkungen auf einen elektrischen (magnetischen) Dipol sind im homogenen elektrischen (magnetischen) Feld gleich

Null. Sie führen hier nur zu Ausrichtung der Polaritätsachsen (Drehung der Dipole) in Richtung der Feldlinien. In inhomogenen Feldern kommt es dagegen zusätzlich zu einer von der jeweiligen Polarität abhängigen Anziehung bzw. Abstoßung in bzw. aus dem inhomogenen Feldbereich (Fig. 4).

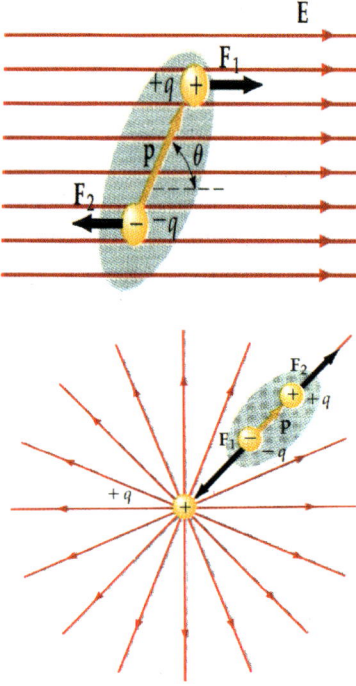

Fig. 4: Unterschiedliche Kraftwirkungen in homogenen und inhomogenen Feldern: Ein permanenter Dipol (ein polar aufgebautes Molekül, z. B. ein Eiweiß) wird in einem homogenen elektrischen Feld ausgerichtet. Auf die Ladungsschwerpunkte (+q, -q) wirken gleich große, gegensinnige Kräfte (F1, F2), die so lange ein Drehmoment auf den Dipol ausüben, bis dessen Richtung mit der der Feldlinien übereinstimmt. Im inhomogenen elektrischen Feld kann es durch unterschiedliche Kraftwirkungen (vgl. Text) durch Ladungstrennung zur Induktion von Dipolen und Dipolmomenten p kommen. Solche Dipole zeigen in Richtung der Feldlinien. Da der Schwerpunkt der negativen Ladung des Dipols näher an der positiven Punktladung liegt als der der positiven des Dipols, kommt es zusätzlich zu einer Anziehung des Dipols an die Punktladung. Ähnliche Betrachtungen gelten synonym für magnetische Feldwirkungen.

1.4.4. Elektrische Spannung

Um einen geladenen Körper von einem Punkt im Feld zu einem anderen Punkt zu bewegen, muss Arbeit verrichtet werden. Die dazu benötigte Energiemenge (**W**) errechnet sich nach den Regeln der Mechanik aus der längs der Wegstecke (**d**) wirkenden Kraft (**F**) aus dem Produkt:

3a   **W = Kraft * Weg = F * d = Newton meter**

Sie wird als Potenzialdifferenz zwischen diesen beiden Punkten bezeichnet. Nach F aufgelöst und in Gleichung 2 eingesetzt folgt aus $E=F/Q = W/(d\,Q)$ und durch weiteres Umformen: **Ed = W/Q**. Den Quotienten aus Energiedifferenz und Wert der transportierten Ladung definiert man als elektrische Spannung **U**:

3b   **U = W/Q** Dimension: **Volt**

Aus **2**, **3a** und **3b** ergeben sich damit auch weitere Definitionsgleichungen für das elektrische Feld **E**:

3c   **E = U/d** Dimension: **Volt/Meter = V/m**

Die elektrische Spannung ist damit letztlich durch die Differenz von Ladungskonzentrationen gekennzeichnet. Je höher die Konzentrationsdifferenz umso größer die Spannung. Zwischen räumlich getrennten Ladungsansammlungen bezeichnet man denjenigen Bereich mit der größeren Anzahl negativer Ladungsträger gegenüber einem mit niedrigeren als negativ bzw. den Bereich mit niedrigerer Konzentration an Ladungsträgern als positiv gegenüber dem Bereich mit einer demgegenüber höheren Konzentration an negativen Ladungen.

In einem Leiter (z. B. einem Metall mit frei beweglichen Ladungen) trennen sich durch Influenz so lange Ladungen, bis in ihm kein elektrisches Feld mehr besteht, das weitere Ladungen bewegen könnte: ein Leiter hat überall konstantes Potential, wenn in ihm nicht durch dauernde Energiezufuhr eine Potentialdifferenz aufrechterhalten wird.

Die Erde stellt praktisch einen enorm großen Leiter dar, wobei ein Zufluss von Ladungen auf ihr nicht spürbar ist. Sie wird allgemein als das Bezugsniveau null für potenzielle Energie verwendet. So gibt man das Potenzial eines positiv geladenen Körpers als eine bestimmte Anzahl von Volt gegenüber dem Potenzial der Erde und das Potenzial eines negativ geladenen Körpers als eine entsprechende Voltanzahl unterhalb des Erdpotenzials an.

Bei einem geladenen Körper mit gekrümmter Oberfläche ist die Feldstärke dem Krümmungsradius umgekehrt proportional. Diese als Spitzenwirkung (Spitzenentladung) bekannte Erscheinung führt zu Entladungen an Stellen mit kleinem Krümmungsradius.

Elektrische Verschiebung

Außer durch die Kraftwirkungen läßt sich ein elektrisches Feld auch durch die dielektrische Verschiebung beschreiben: Bringt man zwei sich zunächst berührende Metallplatten (Kondensator) senkrecht zu den Kraftlinien in das Feld und zieht sie ein wenig auseinander, so sind sie gleich, aber mit entgegengesetztem Vorzeichen geladen. Die Ladungen sind der Fläche A der Platten proportional, sodass für jede Stelle des Feldes der Quotient Q/A konstant ist. Diese Konstante heißt die dielektrische Verschiebung D. Die Feldstärke (E und die Verschiebung D) sind im Vakuum einander proportional. Misst man E in V/m, so ergibt sich (im Vakuum):

4a $D = \varepsilon o E$
Dimension: **Coulomb/Meter^2 = C/m^2**

Ist der Zwischenraum mit einem Dielektrikum der relativen Dielektrizitätskonstante εr ausgefüllt, so multipliziert sich die dielektrische, dimensionslose Verschiebung mit εr:

4b $D = \varepsilon o\; \varepsilon r\; E$

Kapazität:
Beim Aufladen eines Körpers ist seine Spannung gegen einen Bezugspunkt (z. B. Erde) proportional der zugeführten Ladungsmenge:

5a $U \sim Q.$

Den Proportionalitätsfaktor nennt man Kapazität. Er beschreibt die Fähigkeit des Körpers, Ladungen zu speichern. Damit ist die Kapazität eines Körpers durch das Verhältnis der zugeführten Ladungsmenge zur entstandenen Spannung definiert. Mit C als Kapazität eines Körpers, Q als zugeführter Ladungsmenge und U als entstandene Spannung gilt

5b   **$C = Q/U$ Dimension: Farad = F
C hängt ab von der Geometrie
der Anordnung.**

Elektrokinetische Erscheinungen

Als Elektrokinetik bezeichnet man Vorgänge, die darauf beruhen, dass sich nach Ausbildung einer elektrischen Doppelschicht an der Grenze zwischen einem festen Dielektrikum und einer nicht leitenden Flüssigkeit unter der Wirkung eines elektrischen Feldes eine Bewegung der Flüssigkeit an dem festen Dielektrikum in Gang setzt. Dabei wird die Substanz mit der kleineren Dielektrizitätskonstanten elektrisch negativ und kann u. U. poröse Wände oder Membranen durchdringen (Elektroosmose) oder, wenn sich das feste Dielektrikum fein (kolloidal) verteilt in der Flüssigkeit befindet, sich in Richtung des Feldes in „Bewegung setzen" (Elektrophorese, Anaphorese, Kataphorese). In einer Flüssigkeit bewegte oder fallende Körper (Kolloidteilchen, Körner aus Metall, Schwefel, Paraffin u. dgl.) erzeugen elektrischen Strom (Strömungs-Strom), eine durch eine Kapillare gepresste Flüssigkeit bewirkt eine elektrische Potenzialdifferenz (Strömungspotenzial).

Auch die beim Druck auf Knorpelschichten entstehenden Potenziale werden im Gegensatz zu früher diskutierten piezoelektrischen Potenzialen (richtungsabhängige Potenziale bei Druck auf Kristalle) auf die Ausbildung solcher Strömungspotenziale zurückgeführt.

1.4.5. Elektrischer Strom und Widerstand

Elektrizität lässt sich besonders deutlich bei Entladungsprozessen beobachten. Diese kommen vor allem dann zustande, wenn sich zwischen zwei ungleich geladenen Körpern ein starkes elektrisches Feld bildet, das über die Coulomb'schen Kraftwirkungen schließlich einen Ladungsausgleich hervorruft.

Dieser Ladungsausgleich kann auch durch Veränderung der Dielektrizitätskonstanten ε_r z. B. durch Ionisation der zwischen den geladenen Körpern befindliche Luftmoleküle ausgelöst werden. (Blitzschlag bei einem Gewitter, Funkenschlag nach einem Gang über einen Kunststoffteppich an der Türklinke).
Den an diesen Ladungsausgleich gekoppelten Ladungstransport bezeichnet man als elektrischen Strom (I). Als Messgröße dient hierzu die Anzahl von Ladungen, die pro Zeiteinheit durch einen definierten Leiterquerschnitt fließen, und man benutzt hierbei die Bezeichnung (A).

Nachdem der Stromfluss ursächlich durch die Feldkräfte und damit letztlich auch durch die Spannung verursacht ist, ist der Stromfluss umso größer, je mehr Ladungen pro Zeiteinheit durch eine bestimmte Fläche bewegt werden.

Die Elektronen fließen vom negativ geladenen Pol zum positiv geladenen Pol, die technische Stromrichtung wird aus historischen Gründen umgekehrt definiert: Der technische Strom fließt definitionsgemäß vom „Plus-" zum „Minus"-Pol.

Das Bild gleicht einem Wasserfall, der von einem Berg ins Tal stürzt. Bei Batterien vollzieht sich der Ladungsausgleich im Lauf der Zeit: Der Ladungszustand der Batterie nimmt ab, sie wird „leer". Für einen gleich bleibenden Strom muss dafür gesorgt werden, dass die Potentialdifferenz aufrechterhalten bleibt, dass also im Beispiel des Wasserfalles ständig Wasser nachfließt.

Die Elektronen durchwandern dabei das Dielektrikum nicht ungestört, sondern werden unter Wärmeentwicklung durch „Zusammenstöße" mit seinen Atomverbänden gebremst. (Praktische Beispiele aus dem Alltag: elektrische Heizplatten, stromdurchflossene Glühbirnen - sie kommen durch die Wärmeentwicklung zum Glühen).

Physikalisch wurden diese Zusammenhänge zwischen Spannung und Strom durch den deutschen Physiker Georg Simon Ohm 1827 über die Einführung eines (durch Länge, Querschnitt und spezifischen auch temperaturabhängigen Materialeigenschaften charakterisierbaren) elektrischen Widerstands (**R**) formal durch das nach ihm benannte Ohm'sche Gesetz beschrieben. Es besagt, dass Spannung und Strom proportional sind:

6 $\quad$ I = Q/t $\quad$ Dimension: **Ampère = Coulomb/Sekunde = C/s**

7 $\quad\quad$ U = I R

Die in der elektrischen Ladungsleitung vorhandene Leistung P, die Energie pro Zeit, wird in Watt angegeben. Ihr Wert ist das Produkt aus Spannung und Strom: $P = U \cdot I$. Mit dem Ohm'schen Gesetz ergibt sich für den Leistungsverlust in Wärme $W = I^2 R$.

Gegenüber der freien Bewegung der Elektronen in Leitern (Metalle) ist die Bewegung in so genannten Nichtleitern oder Isolatoren (z. B. Gummi, Keramik) erheblich eingeschränkt. Diese Materialien haben einen enorm hohen elektrischen Widerstand.

Spulen oder/und Kondensatoren begrenzen den Stromfluss zusätzlich über die von zeitlichen Spannungs- bzw. Stromänderungen abhängigen, (s. u. Induktion) so genannten Wechselstromwiderstände.

Energie des elektrischen Feldes

In jedem elektrischen Feld ist Energie gespeichert. Sie entspricht der Arbeit, die zum Aufbau des Feldes (Trennung der Ladungen) aufzuwenden ist, und beim Zusammenbrechen des Feldes wieder in Arbeit umgewandelt wird. Für die Energie eines auf die Spannung U geladenen Kondensators mit der Kapazität C gilt:

8a $W = ½ \, U \, I \, t = W = ½ \, C \, U^2$ Energie bzw. nach Einbringen eines Dielektrikums als Zwischenschicht :

8b $W = ½ \, \varepsilon_0 \, \varepsilon_r \, E^2 A \, d$

1.4.6. Elektrische Induktion und Wechselspannung

Jeder elektrische Strom erzeugt ein Magnetfeld. Das Magnetfeld eines stromdurchflossenen Leiters ist in seinem Feldlinienbild durch Kreise darstellbar, die gemäß der so genannten „Rechten-Hand-Regel" orientiert sind: Der Daumen der rechten Hand zeigt in Richtung des Stromes, die zur Faust geformten Finger weisen dann die Drehrichtung des Magnetfeldes auf.

Ähnlich wie elektrische Felder verstärken sich verschiedene Magnetfelder bei Überlagerung additiv.

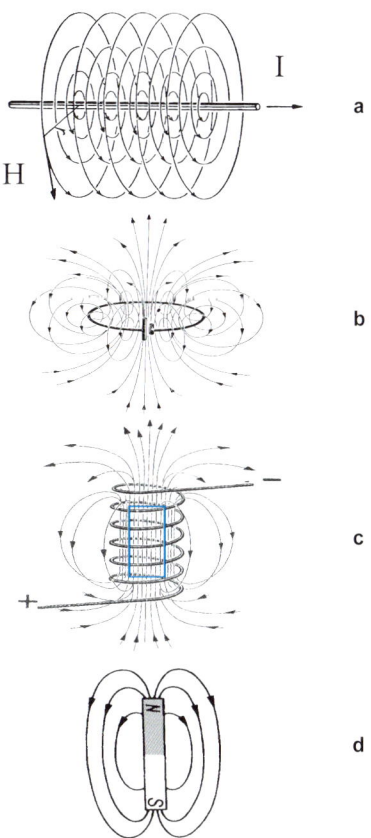

Fig. 5: Magnetfelder: Ein stromdurchflossener Leiter ist immer von einem senkrecht zur Ladungsbewegung gerichteten, in sich geschlossenem Magnetfeld (H) umgeben (a, b und c). Die Feldverteilung hängt dabei ab von der Form des Leiters. Homogenität wird z.B. im Inneren von langen Zylinderspulen erreicht (durch Rechteck markiert) (vgl. auch Fig. 3). Dieses Feld gleicht prinzipiell dem Feld eines zylinderförmigen Stabmagneten (d). An den Randbereichen der felderzeugenden Elemente ist das Feld stets inhomogen. Die Feldstärke in der Spulenachse sinkt mit zunehmender Entfernung von der Kreisspule mit der 3. Potenz. Abgesehen davon lassen sich homogene Felder nur über spezielle Spulenanordnungen generieren. Über Flachspulen lassen sich praktisch keine homogenen Feldbereiche erzeugen.

Elementarmagnete

Als Elementarmagnete bezeichnet man kleinste Einheiten von para- und ferromagnetischen Stoffen, die ein konstantes, von äußeren Feldern unabhängiges magnetisches Moment besitzen. In unmagnetischen Körpern liegen diese Elementarmagnete regellos durcheinander (Weber 1852). Sie werden durch ein äußeres Feld ausgerichtet, so weit die Temperaturbewegung dem nicht entgegenwirkt (Langevin 1905). Bei paramagnetischen Körpern sind die Elementarmagnete die Atome oder Moleküle, deren magnetisches Moment dadurch zustande kommt, dass die magnetischen Momente ihrer Elektronen sich nicht gegenseitig aufheben. Diese sind vorwiegend eine Folge der mit der Drehung jedes Elektrons um seine eigene Achse (Spin) verbundenen Elementar-Ströme. In ferromagnetischen Körpern werden die Elementarmagnete durch größere Gruppen von Atomen, die Kristallite, gebildet (Weiss 1907), in denen sich durch Austauschkräfte die Spins der Elektronen parallel stellen (Heisenberg 1928).

Magnetisches Feld der Erde

Der magnetische Südpol der Erde liegt in der Nähe des geografischen Nordpols (74° nördlicher Breite und 100° westlicher Länge). Der magnetische Nordpol liegt in der Nähe des geografischen Südpols (72° südlicher Breite und 155° östlicher Länge). Eine frei bewegliche Magnetnadel stellt sich unter der Wirkung des magnetischen Erdfeldes in Richtung der Feldlinien ein. Diese Richtung weicht sowohl von der Horizontalen als auch von der Nord-Süd-Richtung ab. Unter Deklination (Missweisung) verstellt man die Abweichung einer Magnetnadel von der geografischen Nord-Süd-Richtung, unter Inklination ihre Abweichung von der Horizontalen.

Elektromagnet

Ein Elektromagnet besteht aus einem Eisenkern und einer ihn umgebenden Spule. Fließt ein Strom durch diese, so magnetisiert sich das Eisen und verstärkt in hohem Maße das Feld. Der Kern besteht aus weichem Eisen und ist entweder massiv oder (bei Betrieb mit Wechselstrom) aus Blechen geschichtet oder aus Drähten zusammengesetzt. Anwendung als Lasthebemagnet und als wesentliches Organ der meisten elektrischen Maschinen.

Magnetische Feldstärke

Analog zu elektrischen Feldern handelt es sich auch bei magnetischen Feldern um vektorielle, d. h. durch Betrag und Richtung bestimmte Größen.
Die Größe der magnetischen Feldstärke (H) im Innern einer stromdurchflossenen Spule ist abhängig von Stromstärke (I), Spulenlänge (l) und der Windungszahl (n). Sie wird in (A/m = Ampère/Meter) gemessen.

9 $H = I\,n/l$ Dimension: **Ampère/Meter = A/m**

Beispiel: Die Feldstärke im Inneren einer einfachen vom Strom I durchflossenen Kreisspule vom Durchmesser d errechnet sich aus $H = I/d$ (A/m); für eine Rechteckspule mit der Seitenlänge d gilt $H = 0{,}9\,I/d$].

Magnetische Kraftwirkung

Überlagern sich mehrere Magnetfelder (z.B. von Permanentmagnet und Stromleiter) zu einem resultierenden Feld, so ergeben sich aus dem Verlauf der Feldlinien Kraftwirkungen. Eine im Magnetfeld mit der Geschwindigkeit (v) bewegte elektrische Ladung Q stellt ebenfalls einen Strom dar. Ohne hier auf die Ableitung einzugehen, unterliegt sie demnach einer Kraftwirkung F:

9a   F = BvQ (Lorentzkraft)

Auf Grund des vektoriellen Charakters der Kraftwirkungen erfolgt die Richtungsbeeinflussung im Gegensatz zur elektrischen Feldwirkung im magnetischen Feld nicht auf Parabel- sondern auf Kreisbahnen. (Die Nichtbeachtung dieser Zusammenhänge kann leicht zu Fehlinterpretationen bio-elektromagnetischer Feldwirkungen führen).

Magnetische Induktion

Beim Ein- und Ausschalten des Stromes in einer Zylinderspule wird in einer im Innern angebrachten Drahtschleife ein Spannungsstoß induziert,

10a $\int U dt$ Dimension: Voltsekunde = Vs

den man, auf die Fläche (**A**) der Spule bezogen, als Induktion (**B**) oder (vgl. Gleichung **12**) magnetische Flussdichte bezeichnet (vgl. **1.4.7.**):

10b   B = $\int U dt$ /A   Dimension: Tesla = Voltsekunden/Meter ^{2} = Vs/m^2

Zur Messung nutzt man die elektromotorische Wirkung auf Ladungen (z. B. Dynamoprinzip: Messung der durch das elektromagnetische Feld induzierten Spannungen an im Messgerät befindlichen Spulen oder Halleffekt: Messung der in bestimmten Halbleitern induzierten (Hall-) Spannungen (Teslameter).

Induktion und magnetische Feldstärke müssen (als Ursache und Wirkung) einander proportional sein.

Mit B als magnetischer Induktion, H als magnetischer Feldstärke, $\mu 0$ (Vs/Am) als magnetische Feldkonstante gilt:

11a   B = $\mu 0$ H

Außerhalb des Vakuums gilt:

11b   B = $\mu 0$ μr H

mit μr als (dimensionslose) magnetische Permeabilitätszahl.

Die Umrechnung zur veralteten Einheitenbezeichnung Gauß (G) erfolgt nach:

1 T = 10^4 G = 10 000 G; 1 mT = 10 G; 1 μT = 0,01G

Die Grösse μr definiert letztlich die magnetische Durchlässigkeit der Materie. Je nach ihrer Größe bezeichnet man Stoffe mit:

μr >>   1 als ferromagnetisch

(Eisen, Kobalt, Nickel stärken durch starke Konzentration der Feldlinien das magnetische Feld)

μr >   1 als paramagnetisch

(Platin, Aluminium, Luft, Sauerstoff, im Gegensatz zu ferromagnetischen Stoffen nur geringe Verstärkung des magnetischen Feldes)

μr <   1 als diamagnetisch

Die Grösse (μr -1) bezeichnet man als magnetische Suszeptibilität χ. Sie ist bei ferro- und paramagnetischen Stoffen positiv, bei diamagnetischen hingegen negativ. (Silber, Kupfer, Wismut, diamagnetische Stoffe schwächen das magnetische Feld).

Zum Vergleich:
Das Magnetfeld der Erde liegt in unseren Breiten bei ca. **50 µT (0,5 G).**

Abhängig von den Größen ε_r und μ_r und abhängig von der Geschwindigkeit der zeitlichen Änderung der Feldstärken unterscheiden sich die beiden Feldformen in der Fähigkeit ihrer Materialdurchdringung: Wegen der für organisches Material im Vergleich zu ε_r relativ kleinen Größen von μ_r durchdringen magnetische Felder im Gegensatz zu elektrischen Felder den menschlichen oder tierischen Körper weitgehend ungestört, d. h. nahezu verlustfrei. Dementsprechend übertragen sie auf den Körper auch nur relativ geringe Mengen an Energie. (Demzufolge könnte den elektrischen Komponenten beim Zustandekommen der biologischen Wirkung eine besondere Bedeutung zukommen). Bis heute ist jedoch weitgehend unbekannt, welcher der beiden Anteile hier letztlich die entscheidende Rolle spielt. Die materielle Durchlässigkeit für elektrische und magnetische Felder hängt natürlich auch ab von der inneren Struktur des jeweiligen Mediums (Knorpel, Knochen, Weichteilgewebe etc.) und somit auch von der räumlichen Form, also der Homogenität der Feldverteilung bzw. vom Winkel, unter dem die Felder (Feldlinien) auf die unterschiedlichen inneren Strukturen auftreffen. Gemäß komplexer Berechnungen zum Verhalten elektrischer und magnetischer Felder an Grenzschichten (die ε_r- und μ_r-Werte stehen in engem Zusammenhang mit dem Brechungsindex und damit mit dem Einfallswinkel der Feldlinien, vgl. Handbücher der Physik) ist eine möglichst gleichmäßige Energieversorgung des Materials erst bei einer breit gefächerten Einstrahlung möglich, also erst dann, wenn die Felder aus möglichst unterschiedlichen Richtungen einwirken, die entspre-chenden Felder also möglichst inhomogen aufgebaut sind. Dementsprechend scheint auch in der Elektromagnetfeldtherapie der Einsatz inhomogener Feldverteilungen an bestimmte Vorteile gekoppelt zu sein. Auf dieser Inhomogenität beruhen insbesondere die besonderen Einsatzbereich des BEMER 3000-Sitzkissens und Intensivapplikators. Im Sitzkissen wird zwar die Feldstärke, nicht aber die Inhomogenität erreicht und könnte zur Erklärung der mit beiden Systemen erreichten unterschiedlichen physiologischer Wirkungen herangezogen werden. Insbesondere stand die Entwicklung des durch besonders hohe Inhomogenitäten ausgezeichneten Intensivapplikators unter der Zielvorgabe, die bislang nur über Implantationen von Induktionsspulen, also invasiv erreichten (und FDA zugelassenen Basset-Spulen) Therapieerfolge, durch den nichtinvasiven Therapieeinsatz zu ersetzen und zu verbessern.

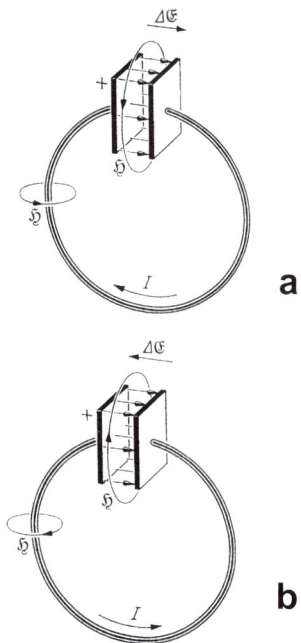

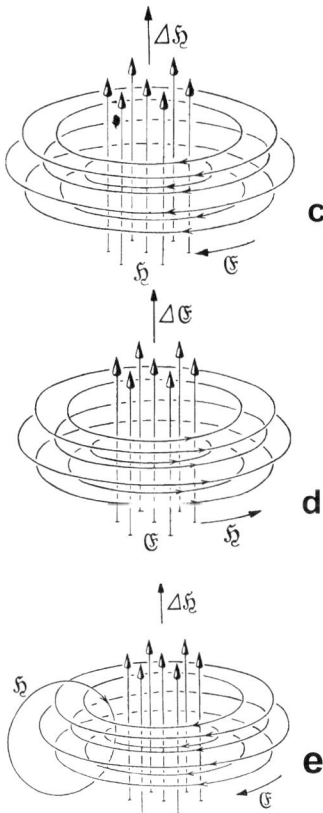

Fig. 6: Elektromagnetische Felder: Die Maxwell'schen Gesetze (vereinfacht zusammengefasst): (a) Jeder stromführende Leiter ist von einem von der Stromstärke (I) abhängigen Magnetfeld (H) umgeben. (b) Eine an die Änderung der Stromstärke gekoppelte Änderung dieses magnetischen Feldes induziert ein von der zeitlichen Änderungsgeschwindigkeit abhängiges und zur ursprünglichen magnetischen Feldrichtung senkrecht gerichtetes elektrisches Feld (E). (c und d) Analog induziert ein sich änderndes elektrisches Feld ein von der Änderungsgeschwindigkeit abhängiges, senkrecht dazu ausgerichtetes magnetisches Feld. (e) Zeigt die Zusammenhänge der Feldrichtungen. (Anmerkung: Die zeitliche (t) Änderung der Stromstärke (bzw. der Feldstärke) erfolgt z.B. im BEMER 3000-System nach: I = I0 *t^a * e^sin(t^b)+d. Die Größe d entscheidet hierin über die Asymmetrie dieses pulsierenden Gleichfeldes. Bei dem sich bei Änderung der Feldstärke induzierten elektrischen Feld handelt es sich aber nicht mehr um ein pulsierendes Gleichfeld, sondern um ein symmetrisch um den Nullpunkt schwankendes Wechselfeld. Erklärung: das zeitliche Differential der Konstanten d ergibt bekanntlich Null).

Magnetischer Fluss

Als magnetischen Fluss ϕ (Kraftfluss) bezeichnet man das Produkt aus der magnetischen Induktion (**B**) und dem Querschnitt (**A**) des Feldes:

12 $\qquad \phi$ **= B A** Dimension: **Voltsekunde (Vs) = Weber (Wb).**

Wegen des obigen Zusammenhangs wird die Induktion B häufig auch als magnetische Flussdichte (Kraftflussdichte) bezeichnet (vgl. Gleichung 10).

1.4.7. Elektromagnetische Schwingungen und Wellen

Die Feldintensitäten unterliegen üblicherweise zeitlichen und damit auch räumlichen Veränderungen. Je nachdem wie sich die Feldstärke (gleichgültig ob die elektrische oder die magnetische) im Laufe der Zeit ändert, spricht man von **statischen, quasistatischen** und **periodischen** (= schwingenden) Feldern. Bei letzteren – die auf Sekundeneinheiten bezogene Wiederholungsrate von Zeit-Intensitätsverläufen wird als (Schwingungs-) Frequenz (Dimension: Herz = Hz) bezeichnet – unterscheidet man des weiteren zwischen **extrem niedrigfrequenten (ELF), niederfrequenten (NF), hochfrequenten (HF)** und **ultrahochfrequenten (UHF) Feldern.**

Die Feldänderungen breiten sich mit Lichtgeschwindigkeit in den übrigen Raum aus. Die Ausbreitung von Schwingungen erfolgt dabei in Form von elektromagnetischen Wellen, bei extrem hochfrequenten Feldänderungen spricht man (in Anlehnung an die Eigenschaften im Bereich sichtbarer elektromagnetischer Wellen) auch von elektromagnetischen Strahlen. Den Weg, den die elektromagnetische Welle innerhalb einer solchen Schwingungsperiode zurücklegt, bezeichnet man als Wellenlänge (λ). Damit besteht zwischen der Ausbreitungsgeschwindigkeit (c = Lichtgeschwindigkeit) und der Frequenz (f) folgender Zusammenhang:

13 $\lambda = c / f$ Dimension: **Meter = m**

Mit zunehmender Frequenz verkürzt sich die Wellenlänge: Vergleichsweise liegen danach die Wellenlängen üblicherweise eingesetzter sinusförmig pulsierender Felder von z. B. 30 Hz im Bereich von mehreren Millionen Kilometern, diejenigen des Lichts im Bereich von millionstel von Millimetern (nm= Nanometer=10^{-9} Meter).

Bei statischen Feldern ist die zeitliche Änderung Null, d. h. das Feld ist zeitlich konstant. Man spricht hier von rein elektrischen (elektrostatischen) oder rein magnetischen (magnetostatischen) Feldern. Bei langsam veränderlichen oder quasistatischen Feldern liegt die Wiederholungsrate im Bereich von 0,0001- bis 0,001-mal pro Sekunde, also 1 bis ca. 10-mal pro Stunde. Bei Wiederholungsraten von ca. 0,001- bis 3000-mal pro Sekunde spricht man von extrem niederfrequenten oder ELF (Extremely low-) oder ULF (Ultra low-frequent) Feldern. Niederfrequente Felder (NF) sind durch Wiederholungsraten von 3000 bis 10000 pro Sekunde gekennzeichnet. Die Bezeichnung Frequenz wird üblicherweise auf die Periodizität sinusförmiger Intensitätsverläufe bezogen. Zur Charakterisierung des (für wissenschaftliche Untersuchungen unabkömmlichen) Intensitätsverlaufs nicht sinusförmiger (also gepulster) Feldänderungen ist die Nutzung des Begriffs Frequenz jedoch nur eingeschränkt sinnvoll. Bei rechteck-, trapez- oder sägezahnförmigen gepulsten elektromagnetischen Feldern wird der Intensitätszeitverlauf durch Angaben Pulswiederholungsrate, zur Pulsform und zum Zeitverhältnis von Impuls- zur Pausenlängen (Taktverhältnis) charakterisiert. Komplexe Pulsformen lassen sich durch Anzahl und

Intensität der im elektromagnetischen Signal enthaltenen - z. B. über Fourier-Spektral-Analyse ermittelten - Frequenzkomponenten durch so genannte Powerspektren darstellen.

Diese zeitlichen Änderungen sind mit Effekten verbunden, die dieser Änderung entgegenwirken. Ähnlich wie ein sich zeitlich änderndes magnetisches Feld ein elektrisches Feld induziert (Gleichung 12), so erzeugt z. B. ein zeitlich sich veränderndes elektrisches Feld ein zeitlich sich veränderndes Magnetfeld und umgekehrt. Dabei ist diese Induktionsspannung stets so gerichtet, dass ein von ihr erzeugter Strom der zeitlichen Veränderung des ursprünglichen Magnetfeldes entgegengesetzt ist, oder mit anderen Worten ausgedrückt: Bei schwächer werdendem Magnetfeld würde der Induktionsstrom so fließen, dass das Magnetfeld im Prinzip gestärkt wird. (Diese Phänomene sind Inhalt der für die gesamte Elektrodynamik grundlegenden Maxwellschen Gleichungen. Aus hier nicht weiter auszuführenden Gründen lassen sich danach bis zu Frequenzen von 3000 Hz die Wirkungen von elektrischen und magnetischen Feldern formal getrennt voneinander behandeln.)

Bei einer Leiterschleife – ein zu einem Kreis gebogener Leiter – ist der Durchsatz der Magnetfeldlinien von der Kreisfläche abhängig. Verändert sich die Fläche, entsteht eine Induktionsspannung. Bewegt man also eine Leiterspule in einem statischen Magnetfeld, sodass sich der magnetische Fluss ändert (z. B. durch Drehen), dann wird an den Enden der Spule, eine Spannung induziert, die dann, je nach Widerstand und Geometrie dieser Spule, einen Strom und damit ein dem ursprünglichen Feld entgegengesetztes Feld erzeugt. Dieses Prinzip kommt z. B. in Generatoren wie bei einem Dynamo am Fahrrad

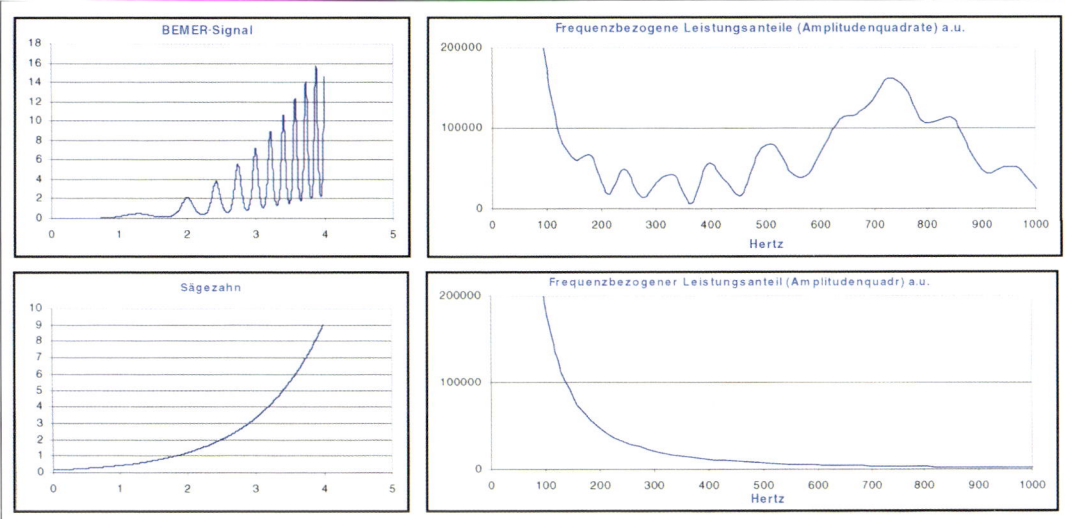

Fig. 7: Eine (Fourier-) Analyse der einzelnen im Signal enthaltenden Frequenzen (Abszisse) zeigt deutlich eine gegenüber herkömmlichen (z. B. sägezahnförmigen, unten) Signalverläufen eine sowohl hinsichtlich der Anzahl als auch der Amplituden (Ordinate) für die Energieübertragung wesentlich breitere – und damit zur molekularen Aktivierung günstigere – spektrale Zusammensetzung. Anmerkung: Es lässt sich zeigen, dass Abänderungen, bei denen sich die Abfolge eines Einzelsignals innerhalb eines Pulses mehrfach wiederholt ("Burst-Signal"), nur äußerst geringfügig zu einer Bandverbreiterung beitragen.

oder bei jeglichen Generatoren zur Stromerzeugung zum Einsatz. Auf der Umkehrung dieses Prinzips beruht der Elektromotor. Typischerweise ändert die Induktionsspannung in einem Generator ihr Vorzeichen, d. h. die Polarität ändert sich, der Strom fließt wechselweise von links nach rechts und umgekehrt. Man nennt dies Wechselspannung und Wechselstrom.

Nachdem danach bei rein elektrostatischen Feldern keine magnetischen Felder und umgekehrt auch bei rein magnetischen keine elektrischen Felder entstehen, ist es immer richtig, statt getrennt von elektrischen und magnetischen Feldern pauschal von elektromagnetischen Feldern zu sprechen. Bezüglich der Therapiebezeichnung ist der Begriff Elektromagnetfeldtherapie den funktionellen Gegebenheiten also besser angepasst als der üblicherweise genutzte – die eigentliche Wirkung unkorrekt nur dem magnetischen Anteil zuordnende - Begriff Magnetfeldtherapie. Dies gilt insbesondere auch deshalb, weil es bis-

lang als ungeklärt gilt, inwieweit die hier diskutierten elektrischen und magnetischen Anteile gemeinsam oder jeder für sich zu der therapeutisch angestrebten biologischen Wirkung beitragen (vgl. 1.4.6.)

Schwingung

Eine Schwingung ist eine sich zeitlich wiederholende Änderung einer oder mehrerer physikalischer Größen um einen Mittelwert. Häufig haben Schwingungen periodische Zustandsänderungen der jeweiligen physikalischen Systeme zur Folge. Bekannte Beispiele hierfür sind, neben vielen anderen, Schwingungen von Saiten, Pendeln, Luft und Flüssigkeiten. Ein schwingfähiges System schwingt dann mit der so genannten Eigenfrequenz, wenn man dieses System zu Schwingungen anregt und anschließend sich selbst überlässt. Diese stets gedämpften Schwingungen bezeichnet man auch als Eigenschwingungen. Jedes schwingende System kann mehrere Eigenfrequenzen besitzen, wobei die angeregten Eigenschwingungen sich überlagern. Von der so genannten Resonanzfrequenz spricht man, wenn das System sich in Resonanz befindet. In diesem Falle nehmen die Amplituden der resultierenden Schwingung maximale Werte an.

Den größten Wert erreichen die Amplituden, wenn die Erregerfrequenz gleich der Resonanzfrequenz ist.

Ein schwingendes Pendel oder eine angestoßene Saite einer Geige kommt zum Stillstand, wenn keine weiteren Kräfte auf es/ sie einwirkten. Die Kraft, die das Ende der Schwingung bewirkt, nennt man Dämpfung. Oftmals handelt es sich bei den Dämpfungskräften um Reibung.

Welle

Als Welle bezeichnet man einen sich räumlich ausbreitenden Vorgang (z. B. eine Schwingung), bei dem Energie transportiert wird. Physikalisch versteht man darunter die einmalige bzw. periodisch wiederkehrende Störung von Teilchen eines Mediums oder die Störung physikalischer Felder – diese Felder können sich dabei in dem Medium oder auch im Vakuum befinden. So benötigen beispielsweise mechanische Wellen (z. B. Erdbeben- oder Meereswellen) ein Medium, während sich elektromagnetische Wellen auch im Vakuum ausbreiten können. Daher können Licht-, Radio- und andere elektromagnetische Wellen auch den interplanetaren und den interstellaren Raum durchqueren und gelangen auf diesem Weg von den Sternen, wie der Sonne, zur Erde. Elektromagnetische Wellen sind aber ebenfalls in der Lage, sich durch Materie fortzupflanzen. So können sich diese Wellen nach bestimmten

Gesetzmäßigkeiten (z. B. in Abhängigkeit der Frequenz) beispielsweise auch entlang von Strom- oder Glasfaserkabeln ausbreiten (vgl. Gleichung 10).

Wellen werden üblicherweise durch die Wellenlänge (λ), Wellenzahl ($1/\lambda$), Frequenz (f oder λ), Ausbreitungsgeschwindigkeit (c) und durch die Amplitude (a) bestimmt. Die Wellenlänge λ ist der Abstand zwischen zwei aufeinander folgenden Punkten einer Welle, die in Phase schwingen – also zu ein und derselben Zeit den gleichen Schwingungszustand besitzen. Die Wellenzahl $1/\lambda$ ist der Kehrwert der Wellenlänge. Diese Zahl beschreibt praktisch die Anzahl ganzer Wellen pro Längeneinheit. Die Frequenz λ gibt die Anzahl der in gleicher Phase befindlichen Wellenflächen pro Sekunde an. Die Ausbreitungsgeschwindigkeit c ist die Geschwindigkeit, mit der sich die Welle vom Wellenzentrum aus in einem Medium bzw. im Vakuum fortpflanzt. So beträgt beispielsweise die Schallgeschwindigkeit bei Normaldruck (1 bar) und einer Temperatur von 0 °C in Luft 331 Meter pro Sekunde. Die Lichtgeschwindigkeit im Vakuum liegt etwa bei 300 000 Kilometern pro Sekunde. Unter dem Begriff Amplitude versteht man die Schwingungsweite, also den maximal erreichten Abstand von der Mittellage. Dabei bezeichnet man die Bereiche positiver Auslenkung als Wellenberge, die Stellen negativer Auslenkung als Wellentäler. Weil die Ausbreitungsgeschwindigkeit auch die Geschwindigkeit wiedergibt, mit der sich bestimmte Schwingungsphasen ausbreiten, bezeichnet man sie auch als Phasengeschwindigkeit.

Wellenarten

Die einfachste Welle ist die so genannte Sinuswelle oder auch harmonische Welle. Bei ihr wiederholt sich die Auslenkung aus der

Ruhelage räumlich und zeitlich in periodischen Abständen. Die Ausbreitungsgeschwindigkeit von Wellen ist immer endlich. Man unterscheidet je nach Schwingungsrichtung zwei Wellenarten: Longitudinal- und Transversalwellen. Wenn sich eine Welle aus nacheinander folgenden verdichteten und verdünnten Bereichen zusammensetzt (Schwingungs- und Ausbreitungsrichtung sind parallel zueinander), so spricht man von einer Längs- oder Longitudinalwelle. Stehen Schwingungs- und Ausbreitungsrichtung senkrecht aufeinander, so bezeichnet man diese Welle als Quer- bzw. Transversalwelle. Schallwellen sind z. B. longitudinale Wellen, während Wasser- oder Meereswellen Beispiele für transversale Wellen darstellen. Elektromagnetische Wellen treten als transversale Wellen auf. Bei ihnen schwingen praktisch elektrische und magnetische Feldstärke innerhalb des felderfüllten Raumes, wobei die Felder bzw. die Feldvektoren senkrecht aufeinander stehen.

Wellen entstehen durch Wechselwirkungen in schwingfähigen Systemen. Ausgangspunkt einer Welle ist das Wellenzentrum. Von hier breiten sich die Wellen zu allen Seiten hin aus. Die Wellenfläche oder -front bildet die Punkte des Raumes, die sich im gleichen Schwingungszustand befinden – man sagt, sie schwingen in Phase. Stellen die Wellenflächen dabei Ebenen, konzentrische Kugeln oder Zylinder dar, so spricht man von ebenen Wellen (Planwellen), Kugelwellen oder Zylinderwellen. Als Wellennormale bezeichnet man die Senkrechten auf den Wellenflächen.

Pflanzt sich eine Welle durch ein Medium fort, geht die von ihr transportierte Energie durch Absorption an das Medium verloren. In diesem Falle spricht man von einer Dämpfung, die praktisch immer dann auf-

tritt, wenn Wellen sich in Medien ausbreiten. Bei so genannten stehenden Wellen liegen die entsprechenden Amplituden immer auf der gleichen räumlichen Position. Fortschreitende Wellen entstehen, wenn sich z. B. zwei ebene Sinuswellen überlagern, die die gleiche Amplitude und Frequenz, aber entgegengesetzte Ausbreitungsrichtungen, besitzen. Bei allen Wellenarten lassen sich physikalische Phänomene, wie z. B. Beugung, Brechung, Reflexion, Polarisation oder Interferenz beobachten.

Elektromagnetische Strahlung

Bei der elektromagnetischen Strahlung handelt es sich prinzipiell ebenfalls um Wellen, die durch Schwingung oder Beschleunigung elektrischer Ladungen in hochfrequenten Bereichen entstehen. Das Spektrum der elektromagnetischen Strahlung erstreckt sich von Wellen mit extrem hoher Frequenz und entsprechend kleiner Wellenlänge bis zu extrem niedriger Frequenz und großer Wellenlänge. Das sichtbare Licht stellt nur einen sehr kleinen Teil aus dem elektromagnetischen Spektrum dar. Das gesamte elektromagnetische Spektrum besteht, nach abnehmender Frequenz geordnet, aus Gammastrahlung, harter und weicher Röntgenstrahlung, Ultraviolettstrahlung, sichtbarem Licht, Infrarotstrahlung, Mikrowellen und Radiowellen, Stromversorgung, speziellen technischen Geräten insbesondere zur Elektromagnetfeldtherapie.

Strahlungsquanten

Im Jahr 1900 bewies der deutsche Physiker Max Planck, dass die Emission und die Absorption von Strahlung immer nur in ganz bestimmten Portionen, den so genannten Quanten, geschehen können (Basis der Lichttherapie, sie wirkt, anders als die Magnetfeldtherapie, statt auf der angenommenen Beeinflussung von intermolekularen und intramolekularen Bindungen vornehmlich auf der Beeinflussung von intramolekularen Bindungen). 1904 konnte Albert Einstein die zunächst ungewöhnlichen Ergebnisse erklären und postulierte, dass sich die elektromagnetische Strahlung auch über einen Teilchenmechanismus erklären lässt (Welle-Teilchen-Dualismus).

Maßsysteme und Einheiten

Ladungsmenge	Coulomb (C) = Ampèresekunde
Stromstärke	Ampère (A)
Spannung	Volt (V)
Widerstand	Ohm (Ω)
Kapazität	Farad (F) = Ampèresekunde/Volt
Elektr. Feldstärke	Volt/Meter (V/m)
Elektr. Verschiebungsdichte	Coulomb/Meter (C/m)
Magnet. Feldstärke	Ampère/Meter (A/m)
Magnet. Induktion	Voltsekunde/Meter^2 (Vs/m^2 =Tesla)
Selbstinduktionskoeffizient	Henry (H) = Voltsekunde/Ampère
Magnetischer Kraftfluss	Voltsekunde (Vs)

n = Windungszahl der Spule; $\mu 0 = 4\pi \cdot 10\text{-}7 = 1{,}257\ 10\text{-}6$ Vs/Am; $\varepsilon 0 = 8{,}85 \cdot 10\text{-}12$ F/m

Elektrisches Feld			Magnetisches Feld		
Grösse		Einheit	Grösse		Einheit
Stromstärke	I = dQ/dt	A	Induzierte Spannung	$E = -nd\phi/dt$	V
Ladungsmenge	Q =It	As = C	Magnetischer (Kraft-) Fluss	Φ= BA	Vs =Wb
Spannung	U = Ed	V	Spannung	V = HI	A
Feldstärke	E = U/d	V/m	Feldstärke	H = In/l	A/m
Verschiebungs-dichte	D = Q/A	As/m^2 =C/m^2	Induktion	B = Φ/A	Vs/m^2 = T (Tesla)
Kapazität	C = Q/U	Prs/$_V$= F	Induktivität	$L = \Phi^n/_I$	Vs/A = H
Kapazität Plattenkondensator	$C = \varepsilon_0\varepsilon_r A/d$	F	Induktivität Ringspule	$L = \mu_0\mu_r An^2/l$	H
Elektrische Feldkonstante	$\varepsilon_0 - ^1/(\mu_0 c^2)$	As/Vm = F/m	Magnetische Feldkonstante	$\mu_0 - ^1/(\varepsilon_0 c^2)$	Vs/Am = H/m
Feldenergie	W = ½ CU^2	Ws = J	Feldenergie	W = ½ LI^2	Ws = J
Energie Platten-kondensator	$W = ½ \varepsilon_0\varepsilon_r E^2 V$	Ws = J	Energie Ringspule	$W = ½ \mu_0\mu_r H^2 V$	Ws = J

Kapitel I

2. BEMER 3000-Therapie-Systeme

Die **BEMER 3000**-Elektromagnetfeld- und Lichttherapie ist mit folgenden Gerätesystemen variabel, ergonomisch und individuell einsetzbar:

- **BEMER 3000**-Komplettsystem für
  Praxis- und Heimanwendung
- **BEMER 3000**-Spulenkissen
- **BEMER 3000-MFA** (Multifunktions-
  applikator)
- **BEMER 3000-SLT** (Spezial-Licht-
  Therapie)
- **BEMER 3000-PRO**-Behandlungsliegen
- **BEMER 3000-VET** (Komplettsystem zur
  Anwendung bei Tieren)

2.1. BEMER 3000-Steuergerät

Zentrale Einheit aller Systeme, mit Ausnahme des
BEMER 3000-SLT (vgl. 2.6.), ist das Steuergerät,
in dem das spezielle BEMER-Signal fest gespeichert ist und an dem zwischen 10 Intensitätsstufen
und 4 Programmen (fixer Ablauf von festgelegten
Intensitäten, Fig. 8b) gewählt werden kann. Die
gewählten Stufen oder Programme sowie die Therapiedauer oder verbleibende Therapiezeit der Anwendung und die Betriebsbereitschaft des Gerätes
werden durch Leuchtdioden angezeigt (Fig. 8a).

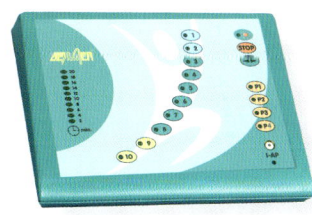

Fig. 8a: BEMER 3000-Steuergerät

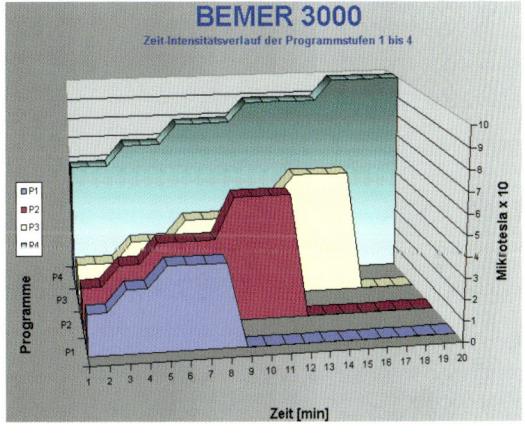

**Fig. 8b: Zeit- und Intensitätsverlauf der Programme
(Schema)**

2.2. BEMER 3000-Komplettsystem

Im BEMER 3000-Komplettsystem sind ein Steuergerät, eine Spulenmatte mit Mattenüberzug, ein
Intensivapplikator mit Bag sowie ein Netzteil (230
Volt), eine Tragetasche und ein Anwenderhandbuch enthalten.

2.2.1. BEMER 3000-Spulenmatte

Die Spulenmatte als Applikator ist 70 x 170 cm
groß und enthält 3 Spulenpaare. Die erreichten Magnetfeldstärken liegen bei den 2 kleineren
Körperspulenpaaren zwischen 3,3 µT und 33 µT
(mittlere effektive Flussdichte) und bei dem etwas
größeren Extremitätenspulenpaar zwischen 4,4 µT
und 44 µT. Die mittlere Flussdichte ist in den Zu-
lassungsunterlagen mit 35 µT festgelegt. Reguliert
werden die Magnetfeldstärken durch die Wahl der
verschiedenen Stufen oder Programme am Steuergerät.

Die Spulenmatte besteht aus pflegeleichtem Kunststoff und ist zusammenrollbar. Sie ist beiderseitig verwendbar. Der Kopf des Patienten soll immer an jenem Ende liegen, an welchem sich der Kabeleingang befindet (durch das beiderseitig an diesem Ende aufgedruckte Warenzeichen zu erkennen).

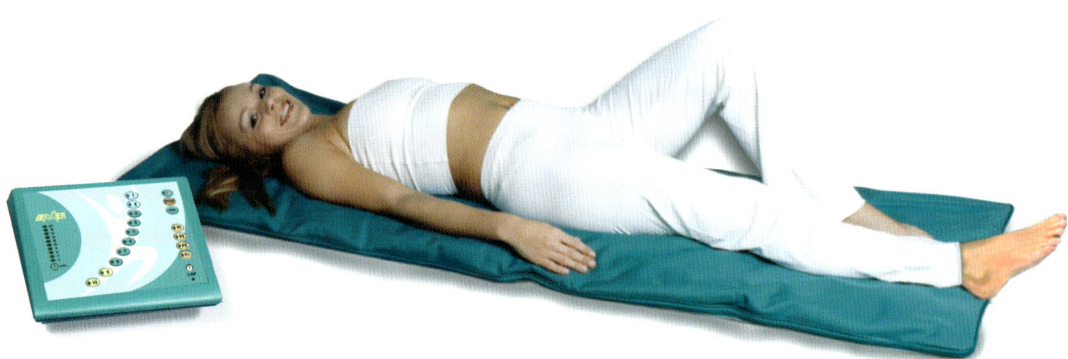

Fig. 9: BEMER 3000-Steuergerät und Spulenmatte

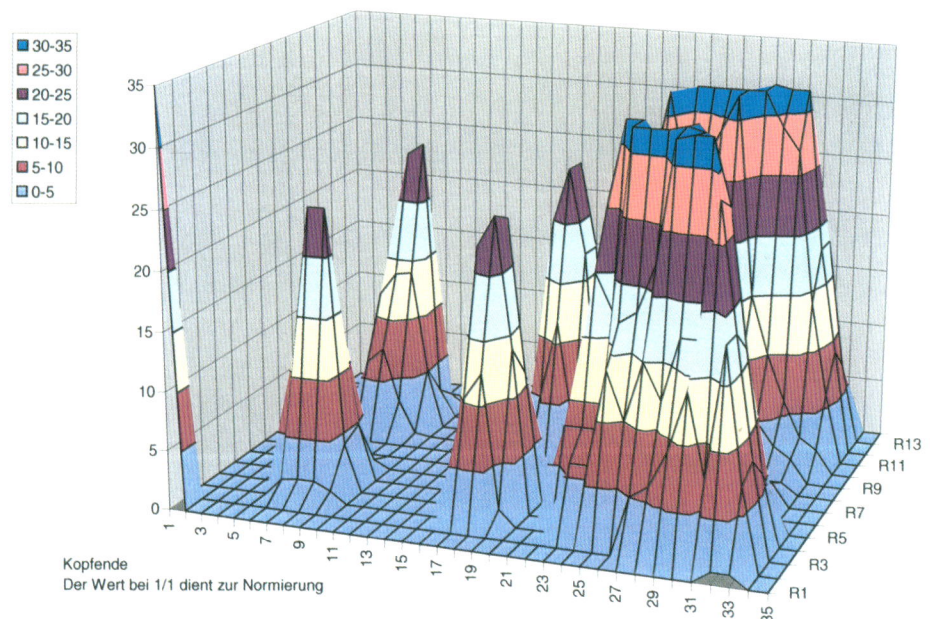

Fig. 10: Intensitätsverteilung (µT mittlere maximale Flussdichte) direkt über der Spulenmatte

Fig. 10: Stark inhomogene 3-D-Feldverteilung (mittlere maximale Flussdichte) unmittelbar über (bzw. spiegelbildlich unter) der Spulenmatte. Deutlich erkennt man die Position der sechs Spulenkörper. Bei Verdopplung des vertikalen Abstands verkleinert sich die Flussdichte auf weniger als ca. ein Viertel. Die Flussdichten sind seitlich der Spulenanordnung praktisch zu vernachlässigen. (Die Form der Feldverteilung am Spulenkissen bzw. Intensivapplikator entspricht (bis auf die max. Flussdichten) in etwa einem der linken Peaks, die Feldabstrahlung ist am Intensivapplikator jedoch einseitig (vgl. Produktunterlagen)). Zur physikalisch-physiologischen Bedeutung der Feldinhomogenität und der unterschiedlichen Intensitätseinstellungen und deren therapeutischen Umsetzung wird auf die entsprechenden Erklärungen im Emphyspace Report (7) und auf die Empfehlungen in den Anwenderhinweisen (i. Kap. Basisplan, Anwenderhinweise i. Anhang) verwiesen.

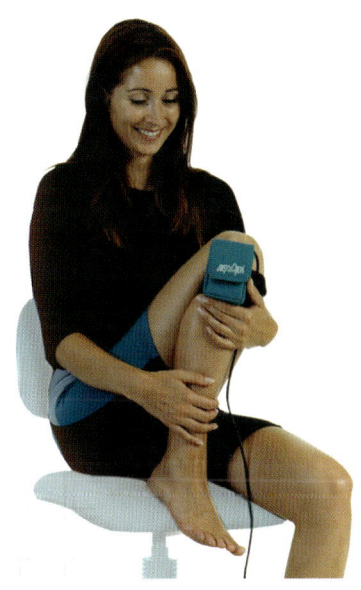

Fig. 11: BEMER 3000-Intensivapplikator

2.2.2. BEMER 3000-Intensivapplikator

Der **BEMER 3000**-Magnetfeldintensivapplikator erreicht durch seine Spulenwicklung je nach Einstellung am Steuergerät eine mittlere effektive Flussdichte von 10 µT bis 100 µT (Fig. 11).

Er ist gedacht für lokale Anwendungen bei Heilungsprozessen oder akuten Verletzungen sowie zur Erzielung lokaler Tiefenwirkung, wenn er über Organen oder Organstrukturen eingesetzt wird. Durch seine geringe Größe eignet er sich auch zum mobilen Einsatz, z. B. auf Reisen.

2.3. BEMER 3000-Spulenkissen

Das BEMER 3000-Spulenkissen ist ein handlicher Applikator, der wesentliche Eigenschaften der Ganzkörperspulenmatte und des Intensivapplikators in sich vereint und damit eine sinnvolle Ergänzung zu den beiden Standardapplikatoren darstellt. Verwendet man das Spulenkissen mit Reduzierkabel (vgl. Produktbeschreibung), entsprechen die erreichten Intensitäten der Ganzkörperspulenmatte, ohne Reduzierkabel werden die Intensitäten des Intensivapplikators erreicht. Die Besonderheit des Spulenkissens liegt einerseits in einer größeren Mobilität gegenüber der Spulenmatte, andererseits in der im Vergleich zum Intensivapplikator größeren Applikationsfläche, z. B. bei großflächigen Hämatomen, Ödemen oder Verbrennungen. Das Spulenkissen ist somit eine sinnvolle Ergänzung zu den beiden Standardapplikatoren.

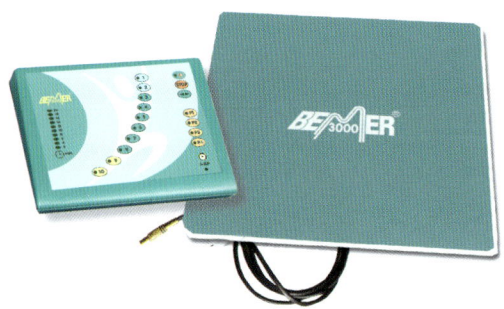

Fig. 12: BEMER 3000-Steuergerät und Spulenkissen

2.4. BEMER 3000-Multifunktions-applikator

Der **BEMER 3000**-Magnetfeldmultifunktions-applikator (**BEMER 3000-MFA**) ist eine Entwicklung bevorzugt für die Anwendung in der therapeutischen Praxis. Er besteht aus einem fixierten Mittelteil und zwei schwenkbaren Außenteilen. Zusammen mit dem Steuergerät, auf einem fahrbaren Gestell mit entsprechenden Kugelgelenken montiert, ist er, mobil einsetzbar, jedem Körperteil hygienisch (ohne direkten Körperkontakt) und individuell anatomisch anzupassen. Das Steuergerät ist mit einem wiederaufladbaren Akku (für ca. 200 Behandlungen) ausgerüstet. Die mittleren effektiven Flussdichten liegen weitgehend unabhängig von der Winkelstellung, je nach gewählter Einstellung, zwischen 10 µT und 100 µT (Fig. 2 und 8).

2.5. BEMER 3000-PRO-Behandlungs-liegen

Die **BEMER 3000-PRO**-Behandlungsliegen sind speziell für die Praxis konstruiert und bestechen durch innovative Technik. In die Liegen ist eine BEMER 3000- Spulenmatte integriert. Sie enthalten ein praktisches Einschubfach für das BEMER 3000-Steuergerät und Zubehör.

Die **BEMER 3000-PRO-LIFTAC**-Behandlungsliege hat eine Standardhöhe von 60cm und eine Standardbreite von 65cm. Die Länge ist 195cm, davon das stufenlos verstellbare Kopfteil 55cm. Höhen von 65cm und 70cm sind ebenso erhältlich wie Breiten von 70cm oder 75cm. Die Polsterung ist aus Kunstleder.

Die **BEMER 3000-MEDILIFT**-Behandlungsliege ist in der Höhe stufenlos von 60cm bis 95cm elektrisch verstellbar. Länge und Breite sind mit der **BEMER 3000-PRO-LIFTAC**-Behandlungsliege identisch und stehen ebenso in unterschiedlichen Breiten von 65cm oder 70cm zur Verfügung.

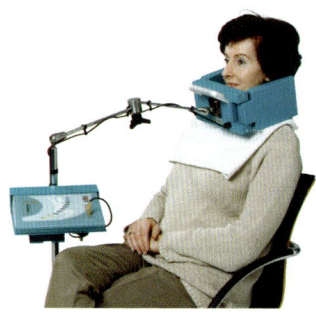

Fig. 13: BEMER 3000-Steuergerät und Multifunktionsapplikator

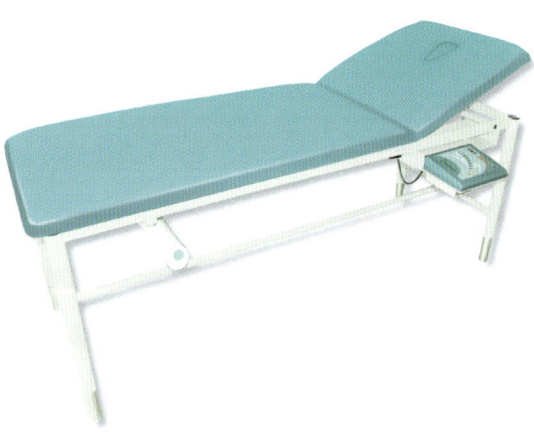

Fig. 14: BEMER 3000-PRO-Behandlungsliege mit Steuergerät

2.6. BEMER 3000-Spezial-Licht-Therapie (SLT)

Licht spielt unter den elektromagnetischen Wellen eine besondere Rolle für alle lebenden Organismen. Ohne Licht wäre Leben auf unserem Planeten nicht möglich.

Den Bereichen des sichtbaren Lichtes werden bestimmte heilende Wirkungen zugeschrieben. Dem langwelligen roten Licht kommen wärmende und schleimlösende, dem blauen Licht antibakterielle Wirkungen zu. Man bezeichnet die Therapie mit den sichtbaren Anteilen des Lichts sowie den angrenzenden nicht sichtbaren Anteilen (UV-Licht) als Lichttherapie und die Wissenschaft, die sich damit beschäftigt, als Photobiologie bzw. Photodynamik (z. B. in der Krebstherapie). Karu (zit. in 7) konnte nachweisen, dass bestimmte Enzyme in den Mitochondrien – sog. Donatormoleküle – durch spezielle Wellenlängen sichtbaren Laser- bzw. LED-Lichts dazu angeregt werden können, Elektronen ihrer Elektronenhülle freizugeben, welche dann, über so genannte Elektronentransportketten weitergeleitet, zur Synthese von ATP beitragen (Photooxidation).

Das **BEMER 3000-SLT** Gerät vereint Elektromagnetfeld- und Lichttherapie in einem einzigen Therapiesystem mit dem Unterschied, dass pro Segment zwei felderzeugende Spulen vorhanden sind, gleicht der Aufbau im Prinzip dem des Multifunktionsapplikators (vgl. 2.4). Zusätzlich zu den felderzeugenden Spulen sind hierbei je Flügel 165 LEDs untergebracht. Das Steuergerät ist im Geräterahmen des mittleren Segments integriert. Es erlaubt die Einstellung von fünf Festprogrammen und fünf freien Kombinationsmöglichkeiten zwischen Licht- und Elektromagnetfeldintensitäten von 10 µT bis 100 µT bzw. Lichtintensitäten von 0 bis 4800 cd pro LED für Zeiträume von

3 bis 35 Minuten. Die Lichtintensität ist dabei BEMER-typisch moduliert. Induktionen bekannter cerebraler Störungen (z.B. Epilepsie) sind bei der gewählten Signalform und Impulshäufigkeit nicht zu erwarten.

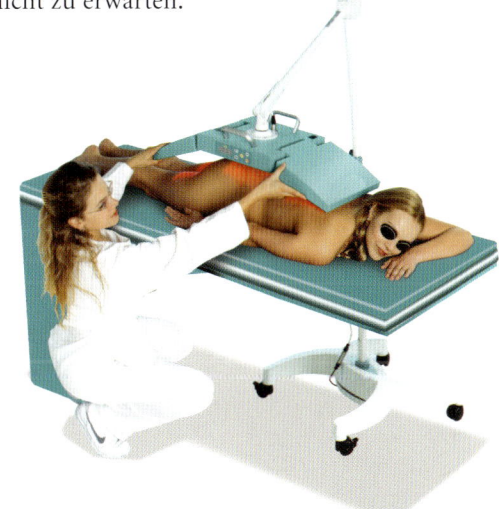

Fig. 15: BEMER 3000-Spezial-Licht-Therapie

3. Intensitätsstufen, Programme, Basisplan und auf Erfahrung und Forschung basierende Anwendungshinweise

Die Stufen 1 und 2 wirken, wie die Erfahrungen aus mehrtausendfachen Anwendungen zeigen, hauptsächlich entspannend und beruhigend. Sie normalisieren nachweislich Blutdruck und Puls (Referenz: 12).

Die Stufen 3 bis 8 bilden das Hauptspektrum der erfolgreichen therapeutischen, prophylaktischen und gesundheitsfördernden Anwendungen (1, 2, 5, 10, 12, 15, 16, 17).

Die Stufen 9 und 10 zeichnen sich vor allem durch Tiefenwirkung aus. Dadurch oder/und auf Grund der von der Feldintensität abhängigen Kraftwirkungen (Referenzen 7) könnten sie somit auch in den entsprechenden Körperschichten zur Aktivierung und Stabilisierung des Immunsystems und der Aktivierung von Zellneubildung im Knochenmark (5,15), aber auch durch positive Beeinflussung von Knochen und Gelenkserkrankungen (1,2) direkt beitragen.

Die Programme (P1–P 4) sind vor allem für Personen gedacht, die nur 1 x täglich die Möglichkeit der Anwendung haben oder für kombinierte Behandlung in der Praxis oder zu Hause. Hier werden im zeitlichen Ablauf mehrere Stufen hintereinander geschaltet (Fig. 3b).

Da die genannten Intensitäts- und Programmeinstellungen keine strengen Richtlinien darstellen können, wird für die Anwendung ohne ärztliche oder therapeutische Beratung generell die Einhaltung eines Basisplans mit wochenweisem Steigern der Stufen (z. B. 3–6) bei täglich 2-maliger Anwendung empfohlen.

Detaillierte Informationen zu den Stufen, den Programmen und dem Basisplan finden sich in den Anwenderhinweisen im Anhang.

Kapitel II

4. Wirksamkeitsnachweise

Ziel jeder Untersuchung zur Wirksamkeit muss sein, die gefundenen Reaktionen eindeutig auf die gesetzten Reize zurückzuführen. Es muss also ausgeschlossen werden, dass es sich bei den Reaktionen nicht um Zufälle handelt. Eine derart angelegte Untersuchung setzt also voraus, dass sowohl die Situationen der Reizsetzung, der behandelten Objekte als auch der Registrierungen eindeutig definiert und in quantitativen Zusammenhang gebracht werden.

Um die Eindeutigkeit dieser Zusammenhänge zu sichern, werden sie auf Wahrscheinlichkeiten bezogen (so genannte Irrtumswahrscheinlichkeiten), mit denen die Reaktionen nicht mehr als zufällig angesehen werden können. Vereinfacht ausgedrückt dürfen sich die Verteilungen der erhaltenen Daten mit und ohne Reiz nur innerhalb bestimmter Grenzen überlagern. Als Minimalüberlagerung werden allgemein maximal 5 % der Einzeldaten (Signifikanzniveau p=0,05) oder kleiner (bis p=0,01 (höchstsignifikant)) angesehen. Falls diese Signifikanzwerte erreicht werden, muss die Hypothese, dass sich Werte mit und ohne Reiz nicht unterscheiden (Nullhypothese H0), auf diesem Signifikanzniveau abgelehnt werden und die Reaktionen sind als reizbedingt anzusehen. Die Prüfung auf Signifikanz setzt daher statistisch eine Mindestzahl von Untersuchungen voraus.

Um versuchsbedingte Einflüsse (Bias), die alleine schon einen Einfluss auf die Reaktionen haben und damit zu Fehlinterpretationen führen könnten, zu berücksichtigen, werden diese Effekte durch Placebo-Untersuchungen (so genannte mehrarmige Studien) quantifiziert und die Reizeffekte dementsprechend relativiert.

Um erste Einblicke in geeignete Parameter und Bedingungen zur Durchführung und Bewertung bezüglich Reiz und Reaktion zu liefern, werden üblicherweise orientierende Vorversuche, so genannte Pilotstudien, durchgeführt.

Diese Methodik führte schließlich zu den Kriterien, nach denen ordnungsgemäße klinische Prüfungen durchgeführt werden müssen. Dabei sind folgende Vorgaben (Good Clinical Practice, GCP) zu erfüllen:

- Prüfplan (Ein- und Ausschlusskriterien von Probanden oder Patienten, Ablaufschema der Prüfung, Dokumentationsbögen für die Befunde, Dokumentationsbögen für schwerwiegende Zwischenfälle oder negative Reaktionen, Plan der biometrischen Auswertung und Festlegung der statistischen Verfahren)
- Leitfaden für den Prüfer
- Patienteninformation
- schriftliche Einwilligung des Probanden oder Patienten
- Votum einer Ethikkommission
- Meldung bei den Landesbehörden
- Patientenversicherungen

Alle im Kapitel 4.3. aufgeführten wissenschaftlichen Studien sind entsprechend dem beschriebenen hohen Qualitätsniveau (GCP) durchgeführt worden.

4.1. Voruntersuchungen

Vorbemerkung

An dieser Stelle sei bereits darauf hingewiesen, dass alle beschriebenen Experimente, Studien und Anwendungsbeobachtungen mit dem **BEMER-3000-Magnetfeldsystem** durchgeführt wurden und alle Ergebnisse wegen der Besonderheit des zu Grunde liegenden BEMER-Impulses, wie bereits beschrieben, ausschließlich für die Anwendung dieses Elektromagnetfeldsystems gültig sind. Für andere, auch ähnlich geartete Magnetfeldsysteme, haben die ermittelten Resultate somit keine Geltung.

4.1.1. Temperaturabstrahlung

Erste orientierende Beobachtungen zur Wirkung des elektromagnetischen **BEMER 3000-Signals** basieren auf Messungen der Hautoberflächentemperatur. Mittels Infrarotthermographie wurde eine Erhöhung der Oberflächentemperatur am Mensch festgestellt, die sich zuerst an den Lippen, dann im Gesicht, dem Oberkörper und dann an den Extremitäten bemerkbar machte (Fig. 16).

Vergleichend am Tier (Pferd, Fig. 17) durchgeführte Untersuchungen deuten darauf hin, dass es sich hierbei nicht um thermisch induzierte Effekte handelt, sondern um einen systemischen, eventuell signalstoffinduzierten Effekt, bei dem die Körperkerntemperatur mittels gesteigerter Transportmechanismen peripher zur Geltung gekommen ist. Möglicherweise ist eine Kreislaufaktivierung mit verbesserter Fließeigenschaft des Blutes und die Verbesserung des Funktionszustandes der Mikrozirkulation hierfür verantwortlich.

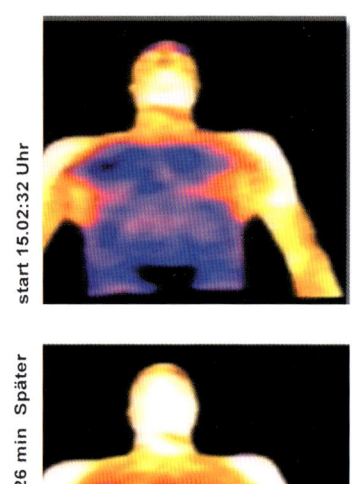

start 15.02:32 Uhr

26 min Später

Fig. 16: Temperaturabstrahlung Mensch

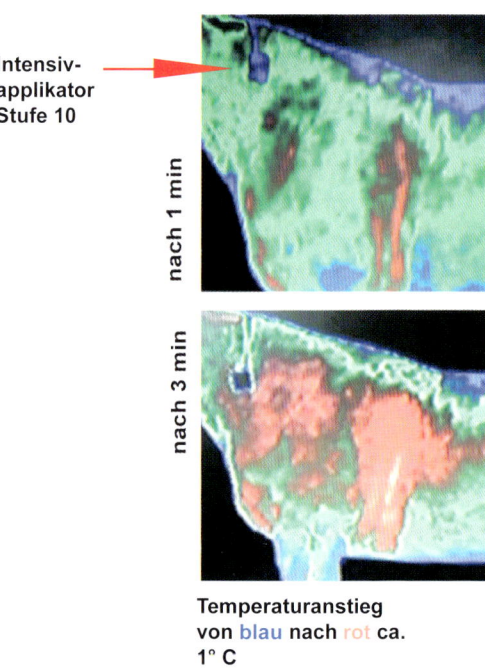

Intensiv-applikator Stufe 10

nach 1 min

nach 3 min

Temperaturanstieg von blau nach rot ca. 1° C

Fig. 17:   Temperaturabstrahlung bei elektromagnetischer BEMER 3000-Stimulation

4.1.2. Erythrozytenstruktur

In einem diesbezüglich durchgeführten Versuch zur Erythrozytenstruktur des humanen Blutes (Dunkelfeldmikroskopie) vor und nach einer 3-minütigen Behandlung mit Stufe 7 (ca. 23 µT) auf einer BEMER 3000-Spulenmatte zeigte sich eine deutliche Separation von vorher agglutinierten Erythrozyten (7).

Das bedeutet physiologisch eine verbesserte Anatomie der Erythrozyten mit verbesserter Verformbarkeit und könnte ursächlich mit einer verbesserten Fließeigenschaft des Blutes in Zusammenhang gebracht werden.

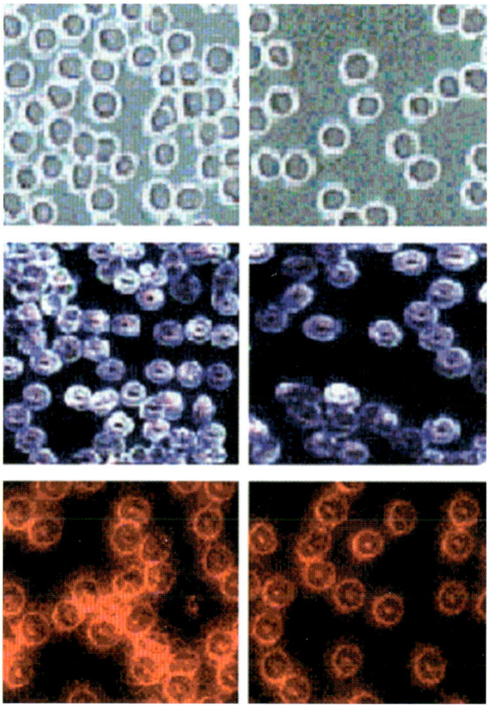

vorher   **nachher**

Fig. 18: Strukturveränderungen der Erythrozyten-Dunkelfeldmikroskopie, humanes Blut vor und nach jeweils dreiminütigen Stimulationen mit dem Spulenmattenapplikator BEMER 3000, Stufe 7 ca. 23 µT

Deutlich ist eine Separation der Erythrozyten zu erkennen.

Durch die Vereinzelung der Erythrozyten könnte zusätzlich auch eine verbesserte Transporteigenschaft des Blutes gegeben sein (vergleiche auch Spodaryk ATP – Erhöhung, 15). Vorläufige, nicht invasive photoplethysmographische Untersuchungen im nahen Infrarotbereich (CMMD-Gerät: Computerdiagnostik der mikro- und makrovaskulären Perfusionsdynamik als Indikator für vorhandene Erythrozyten) deuten auf eine Erhöhung der Erythrozytenmengen im untersuchten Areal nach Anwendung des BEMER-Signals hin, was einer Erhöhung des mikrovaskulären Blutfüllungsvolumens gleichzusetzen wäre (10) und folglich mit einer verbesserten Fließeigenschaft des Blutes und der Erhöhung der Körperoberflächentemperatur im Einklang stehen könnte.

4.2. Anwendungsbeobachtungen

4.2.1. Behandlung orthopädischer Krankheitsbilder

In einer Anwendungsbeobachtung wurden in einer orthopädischen Praxis in Niederbayern 510 Patienten (Stand 15. 08. 2002) mit unterschiedlichen orthopädischen Krankheitsbildern wie z.B. radikuläre und pseudoradikuläre Beschwerden, Arthrosen, Arthritiden, Tendinosen, Schulter-Arm-Syndromen und Traumen dokumentiert und in Hinsicht auf das Schmerzverhalten ausgewertet (2, s. a. 6.6. und 6.7.). Dabei zeigten sich 62% der Fälle nach 10 Behandlungen mit der BEMER 3000-Therapie beschwerdefrei oder deutlich gebessert, 22% als gebessert und nur 16% als unverändert, wobei eine Placebo-Wirkung von 30% Verbesserung zugrunde gelegt wurde. Also, erst bei mehr als 30% Verbesserung wurde der Fall tatsächlich als gebessert, deutlich gebessert oder beschwerdefrei gewertet (2).

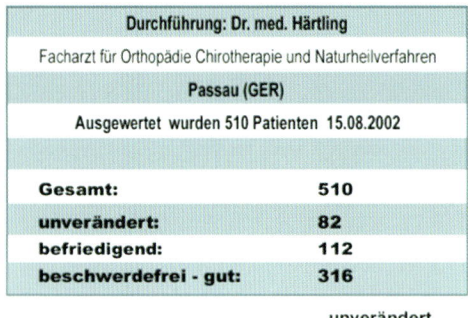

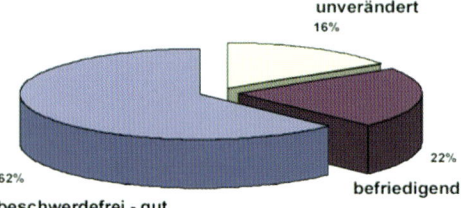

Durchführung: Dr. med. Härtling	
Facharzt für Orthopädie Chirotherapie und Naturheilverfahren	
Passau (GER)	
Ausgewertet wurden 510 Patienten 15.08.2002	
Gesamt:	510
unverändert:	82
befriedigend:	112
beschwerdefrei - gut:	316

Fig. 19: Reduktion der Schmerzempfindung bei orthopädischen Erkrankungen nach BEMER 3000-Therapie

4.2.2. Multizentrische Anwendungsbeobachtung verschiedener Krankheitsbilder

Im Zeitraum zwischen Mai 1999 und Dezember 2002 wurden im Rahmen einer europaweiten Anwendungsbeobachtung von H. Michaelis (Akademie für Bioenergetik in Liechtenstein) insgesamt 2031 Krankheitsfälle bei 1116 – meist austherapierten* Patienten – aus unterschiedlichen Arztpraxen protokolliert und prozentual ausgewertet (13). Die Ergebnisqualität eines ersten Teils der Anwendungsbeobachtung wurde bewertet und kommentiert (1).

*Nach Übereinstimmung mit den behandelnden Therapeuten wurden als austherapiert diejenigen Patienten bezeichnet, bei denen eine mehrjährige, mindestens über 2 Jahre laufende, konservative, schulmedizinische Therapie ohne Erfolg durchgeführt wurde.

Die Therapie bestand vorwiegend aus 2 Behandlungen täglich mit einer Dauer von jeweils 8 Minuten mit wochenweisen Steigerungen der Intensitätsstufen. Die Behandlungen erstreckten sich über einen Zeitraum von mindestens 4 Wochen (Ausnahme eine vorher bereits vollkommene Beschwerdefreiheit) bis zu maximal 30 Wochen (Fig. 20 und 21).

Das Ergebnis zeigt – ohne Beachtung möglicher Placebo-Effekte – 851 Patienten wenigstens bezüglich eines Krankheitsbildes (Mehrfachnennungen möglich) beschwerdefrei (76%). Bei 196 Patienten ergaben sich deutliche Verbesserungen (18%) und bei 69 Patienten kam es zu keinerlei Veränderungen (6%).

Die häufigsten Krankheitsnennungen waren Leistungsunfähigkeit, Arthrosen und Arthritiden, Wirbelsäulensyndrome, Schmerzzustände allgemeiner Art wie Kopfschmerzen, Migräne und Schmerzen nach Traumen, aber auch Hypertonie und Durchblutungsstörungen sowie Schlaf- und vegetative Störungen.

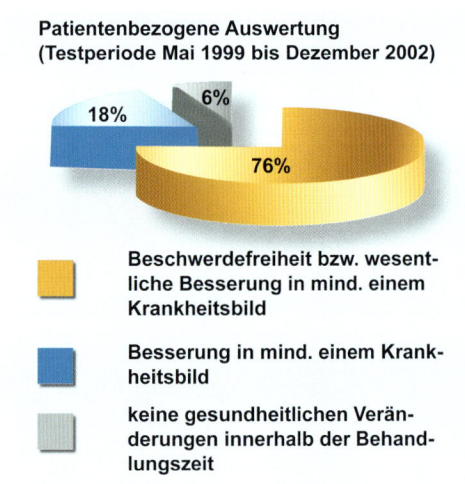

Fig. 20: Multizentrische Anwenderbeobachtung

Die Auswertung aller genannten Beschwerden in dieser Anwenderstudie zeigt ein geringfügig anderes Bild, da hier jedes Krankheitsbild einzeln, beziehungsweise die 20 meistgenannten in Krankheitshauptgruppen eingeteilt, bewertet wurden.

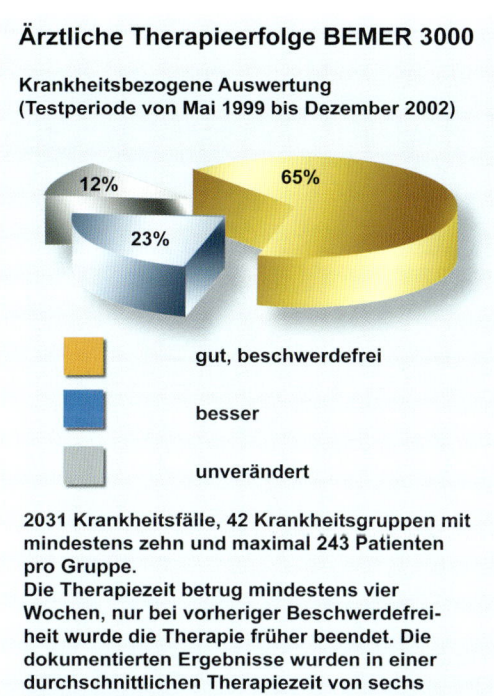

Fig. 21: Multizentrische Anwenderbeobachtung

4.3. Klinische Studien

Alle angeführten Studien liegen als Original-
arbeiten vor. Einzelheiten über Material und
Methoden, die in den folgenden Auszügen
nicht erwähnt sind, können dort nachgelesen
werden (vgl. a. 8).

4.3.1. Ischämische Erkrankungen und Metabolismus von Erythrozyten

Spodaryk K (2001) Der Effekt eines BEMER-typisch gepulsten elektromagnetischen Feldes auf
den Metabolismus von Erythrozyten und die
Hämoglobin-Sauerstoff-Affinität bei gesunden
Erwachsenen (18).

Vor dem Hintergrund der beobachteten Veränderungen von Kreislaufparametern durch
elektromagnetische Feldeinwirkungen (12) als

Möglichkeit zur Behandlung ischämischer Erkrankungen hat Spodaryk an der Jagiellonian
Universität Krakau den Metabolismus roter Blutkörperchen und die Hämoglobin-Sauerstoff-Affinität sowie den pH-Wert der Erythrozyten im
venösen Blut gesunder Erwachsener unter dem
Einfluss BEMER-typisch gepulster elektromagnetischer Felder untersucht. Hauptzielparameter
war die spektroskopische Bestimmung des ATP-
und 2,3-DPG (2,3-Diphosphoglycerat)-Gehalts
der Erythrozyten sowie die Hämoglobin-Sauerstoff-Affinität.

Die Messzeitpunkte waren: D0, Tag vor, D9, 9. Tag
sowie D18, 18. Tag nach Beginn der BEMER 3000-
Behandlung, jeweils 2 x 20 Minuten pro Tag zu
etwa gleichen Tageszeiten.

Zwischen D0 und D9 konnte kein statistisch
signifikanter Unterschied festgestellt werden,
hingegen zeigte der Vergleich zwischen D0 und
D18 bezüglich des ATP-Wertes eine Steigerung
von 18% (hochsignifikanter Unterschied auf
dem 1% Niveau ($p<0,01$)). Die 2,3-DPG-Werte
wiesen im selben Zeitraum einen Anstieg von
10% (signifikanter Unterschied auf dem 5%-Ni-
veau ($p<0.05$)) auf. Trotz Anstiegs des 2,3-DPG
– normalerweise ist die Hämoglobin-Sauerstoff-
Affinität umgekehrt proportional zu den intrazellulären 2,3-DPG-Werten – änderte sich para-
doxerweise die Hämoglobin-Sauerstoff-Affinität
nicht.

Nach Ansicht von Spodaryk ist dafür entweder
der Anstieg der 2,3-DPG für eine Veränderung
des p50-Wertes in der ODC (Sauerstoffdissoziati-
onskurve) nicht ausreichend oder andere, durch
die BEMER-3000-Magnetfeldtherapie induzierte
Phänomene, wie z. B. Veränderung der rheologi-
schen Eigenschaften der Erythrozyten und/oder
Veränderungen an den Zellmembranen, haben
den p50-Wert gegensinnig beeinflusst. Er bewertet den Anstieg von ATP und 2,3-DPG in
den Erythrozyten insofern als positiv, als diese

hochenergetischen Verbindungen die Sauerstoffversorgung des Gewebes über die Hämoglobin-Sauerstoff-Affinität oder durch ihr Mitwirken im hämodynamischen und morphologischen Gleichgewicht der roten Blutkörperchen verbessern. Die erwähnte (4.1.2.) Separation der Erythrozyten könnte nach Meinung der Autoren auch in der durch die ATP-Konzentrationserhöhung bedingten Membran-Stabilisierung und Flexibilisierung begründet sein.

4.3.2. Osteoblastengenese

Kafka W A, Schütze N, Walther M (2004) Der Einsatz extrem niederfrequent (BEMER-typisch) gepulster schwacher elektromagnetischer Felder im Bereich der Orthopädie (11)

Verschiedene Einzelbeobachtungen und Berichte aus der Literatur lassen vermuten, dass der biologische Effekt elektromagnetischer Feldwirkungen – insbesondere diejenigen der extrem schwachen und niederfrequent (ELF) gepulsten, breitbandigen BEMER 3000-Systeme – auf der Beeinflussung molekularbiologischer Regulationsmechanismen beruht. Diese Effekte sollen durch den Einsatz dieser BEMER-typisch gepulsten, extrem niederfrequent gepulsten und energieschwachen elektro-magnetischen Felder (BEMER 3000-ELFs) bei der (in vitro) Genese von Osteoblasten durch Proliferations- und DNA-GenChip-Analysen objektiviert werden.

Im Detail sollte die Untersuchung auch Anhaltspunkte dazu liefern, in welchen klinischen Bereichen weitere insbesondere in vivo Studien zur therapeutischen Anwendung dieser elektromagnetischen Stimulationen sinnvoll erscheinen (z. B. Osteoporosetherapie, Frakturheilung). In dieser Studie sollte speziell unter Einwirkung BEMER 3000-typisch gepulster elektromagnetischer Felder Osteoblasten-Zellmaterial zur RNA-Isolierung für die Untersuchung der differenziellen Genexpression zur Überprüfung von

Up- und Down-Regulationen gewonnen werden. (Eine weitere Überprüfung der Ergebnisse des Chiptests anhand der Polymerase Kettenreaktion wird derzeit durchgeführt und hat bisher zu keinen abweichenden Ergebnissen geführt).

Die Untersuchungen erfolgten gegenüber Kontrolle in mit zur elektromagnetischen Stimulation geeignet ausgestatteten Brutreaktoren. Die elektromagnetischen Felder wurden über eine speziell angesteuerte ovale (ca 48/42 cm) Flachspule erzeugt (Pulsrate 30 Hz, mittlere maximale Flussdichte bis 100 Mikro-Tesla, je nach Probenpositionierung). Die Stimulation erfolgte 4 Tage, 3-mal täglich für jeweils eine Dauer von 8 Minuten.

Gegenüber Kontrolle ergaben sich schon nach relativ kurzer Zeit mit steigender Flussdichte signifikante Erhöhungen der Proliferationsraten um bis zum 5-fachen im Bereich maximaler mittlerer Flussdichte. Zur GenChip-Analyse der Up- und Down-Regulation der Genprodukte – die in der Core Facility vorhandenen DNA-Chips erlauben die Analyse der Expression von bis zu über 12000 Genprodukten in einem einzelnen Durchgang – wurden nur die im Bereich maximaler Flussdichte positionierten Proben herangezogen.

Für die im Bereich maximaler Flussdichte positionierten Proben ergab die von M. Walther und N. Schütze durchgeführte GenChip-Analyse folgende signifikante Up- und Down-Regulationen von Genprodukten:

Up-Regulation	Funktion
intersectin 2	Proteintransport
core promoter element binding protein	Transkriptionsfaktor
solute carrier family 16, member 7	Monokarboxylsäure Transporter

44

myosin VI	Vesikel und Organelltransport
chemokine (C-X-C motif) ligand 12	stromaler Signalfaktor
chloride channel 4	Ionenkanal
osteoprotegerin	Signalfaktor
ring finger protein (C3H2C3 type) 6	Transkriptionsfaktor
hypothetical protein FLJ21106	unbekannt
Down-Regulation	**Funktion**
karyopherin beta 2b, transportin	RNA-Transport
ras homolog gene family, member I	G-Protein, Signaltransduktion
amine oxidase, copper containing 2	Metabolismus
hypothetical gene CG018	unbekannt
Hinweis: Keine Onkogene exprimiert	Krebs

Es kann davon ausgegangen werden, dass die DNA-GenChip-Analysen wichtige Einblicke in die zu Grunde liegenden Wirkungsmechanismen erlauben. Die Untersuchungen können dazu beitragen, die bereits in großer Breite – insbesondere mit dem hier eingesetzten BEMER 3000-System – erzielten therapeutischen Anwendungserfolge von ihrer Grundlage her besser zu verstehen und sie optimiert für therapeutische Zwecke in der Orthopädie (z. B. Osteoporose, Frakturheilung) einzusetzen. Hinsichtlich der unbeeinflussten Onkogenaktivitäten entlasten die Ergebnisse vor den oft an erhöhte Profliferationsraten gekoppelten allgemein geäußerten Befürchtungen um die Kanzerogenität der hier eingesetzten elektromagnetischen Feldwirkungen.

Nicht zuletzt nach der vollständigen Aufklärung des menschlichen Genoms wissen wir, dass Proteine einen wesentlichen Beitrag für alle wichtigen Leistungen lebender Systeme leisten. Sie erfüllen unzählige Aufgaben: Sie bilden Sehnen, Muskeln, Fingernägel und Haare, sie zerlegen als Enzyme unsere Nahrung, sorgen für Muskelkontraktionen und bilden die kristallklare Substanz unserer Augenlinsen, sie sind aber auch hochempfindliche Sensoren, die in den Netzhautzellen Lichtquanten registrieren, oder sie schützen unseren Organismus wie die Antikörper, die körperfremde molekulare Strukturen erkennen und bekämpfen. Der größte Teil der Proteine aber agiert als Biokatalysatoren oder Enzyme. Sie ermöglichen bestimmte biochemische Reaktionen, welche in Summe unseren Stoffwechsel ausmachen. Sie binden hochselektiv Moleküle und transportieren sie (z. B. Sauerstoff). Botenmoleküle werden von Rezeptorproteinen erkannt und lösen bei der Bindung an sie Signale aus, die wiederum von Signalleitungsproteinen aufgenommen werden und in die Zellkerne bzw. die Ribosomen weitergeleitet werden. Diese hoch entwickelte molekulare Kommunikation ist die Voraussetzung für alle Fähigkeiten, die Lebewesen auszeichnen, wie Erfassung von Umweltfaktoren, Nahrungsaufnahme, Zellteilung und Stoffwechsel und die alle auf den Eigenschaften und Leistungen von Proteinen beruhen.

Die Proteine werden nach ihrer Bildung durch Spaltungen, Transport und Recycling weiter verarbeitet, und das Zellgeschehen wird letztlich durch die Wechselwirkungen zwischen den Proteinen und anderen Biomolekülen bestimmt. Proteine haben, entsprechend ihren Aufgaben, ganz unterschiedliche Aufenthaltsorte: Rezeptoren und Transporter sind in den Zellmembranen verankert, andere Transportproteine kommen nur in der Membran des Zellkerns vor. Alle Proteine werden nach ihrer Herstellung an den Ribosomen gezielt an ihre Arbeitsplätze dirigiert.

Proteine sind auf Grund ihrer Zusammensetzung aus sauren bzw. basischen Aminosäuren geladene Moleküle. In lebenden Zellen kommen Proteine jedoch nur in den wenigsten Fällen als frei herumschwimmende Moleküle vor, sondern sind meist zu größeren Komplexen zusammengelagert, die erst als solche zu funktionierenden Einheiten werden. Hämoglobin ist dafür ein klassisches Beispiel. Es besteht aus vier Aminosäurenketten, die auch einzeln Sauerstoff binden können, aber erst als Vierer-Komplex die hohe Be- und Entladungskapazität für Sauerstoff erreichen, die unser Körper benötigt.

Proteine haben räumliche Strukturen, die man als Konformation bezeichnet. Das ist eine wichtige Voraussetzung für die Erfüllung der spezifischen Aufgaben eines Proteins, da die entsprechende Funktion eines Proteins an eine spezifizierte dreidimensionale Form der Eiweißkette gekoppelt ist. Schon kleinste Abweichungen davon machen das Protein für die Zelle unbrauchbar oder sogar gefährlich. Konformationen sind allerdings nur selten starre Gerüste, sondern innerhalb gewisser Grenzen flexibel und erlauben so eine optimale gegenseitige räumliche Anpassung an andere Moleküle, z. B. Botenstoffe oder Partnerproteine. Die Zahl der theoretischen Faltungsmöglichkeiten einer Proteinkette ist unvorstellbar groß. Dennoch dauert es in den Zellen nur Sekunden, schlechtestenfalls Minuten, bis ein Protein seine native Faltung erfahren hat.

Es muss daher Mechanismen geben, welche die Faltung der neugebildeten Aminosäurenketten in die richtige Konformation steuern. Die Proteinfaltung ist kein zufälliger, unabhängiger Vorgang, vielmehr nehmen die am

Ribosom entstehenden Proteinketten schon frühzeitig – solange sie noch sehr kurz sind und die Zahl der alternativen Faltungsmöglichkeiten gering ist – kontinuierlich die günstigste Konformation ein, bis schließlich alle bereits stabilisierten Teilstücke das komplette, „richtig" gefaltete Protein ergeben. Auf diesem Weg zur „richtigen" Faltung gibt es viele Möglichkeiten von energetisch günstigen, aber „falschen" Konformationen, die entweder vermieden oder korrigiert werden müssen. Hierfür hat sich die Natur eine geniale Lösung einfallen lassen: In den Zellen vieler Organismen gibt es nämlich besondere formgebende Proteine, die als Chaperone (engl. Chaperons = Anstandsdamen) eine am Ribosom entstehende Eiweißkette in Empfang nehmen und gleich in die richtige Form bringen und zum Einsatzort begleiten.

Chaperone greifen außerdem ein, wenn Proteine durch hohe Temperaturen ihre funktionale Konformation zu verlieren drohen. Hier verhindern sie die Umwandlung bzw. falten die „falschen" Konformationen zurück, weswegen man diese Chaperone auch Hitzeschock-Proteine nennt (4.3.3.). Sie sind dafür verantwortlich, dass unsere Körpereiweiße Fiebertemperaturen bis 42 °C überstehen ohne umgeformt – denaturiert – zu werden und zu gerinnen. Sie sind auch bei den Vorgängen zur Wundheilung (4.3.9.) und bei der Protektion gegen toxische Einflüsse von großer Bedeutung (4.3.3.).

4.3.3. Ontogenese unter der Einwirkung von Teratogenen als Stressfaktoren

Jelinek R und Blaha J (2003) Die Vorbehandlung mit wiederholt angewandtem BEMER 3000-Signal vermindert den embryotoxischen Effekt von Cyclophosphamid (5).

Zur Beurteilung der Toxizität und diskutierter Schutzwirkungen durch geeignete elektromagnetische Felder (Paflowka, zit. in 5), speziell in der Ontogenese, untersuchten Jelinek und Blaha an der Karls-Universität in Prag den Einfluss BEMER-typisch gepulster elektromagnetischer Felder auf die Entwicklung von Kükenembryonen als Vertreter der Gruppe warmblütiger Wirbeltiere. Seit einer Dekade von Jahren war bekannt, dass kurzzeitige, schwache, niederfrequente elektromagnetische Felder auf Hühnerembryos eine protektive Wirkung hinsichtlich der Exposition gegenüber ultraviolettem Licht, Bestrahlung mit Röntgenstrahlen sowie den schädigenden Reaktionen verschiedener chemischer Teratogene haben. Die Ursachen für diese protektive Wirkung wurden durch Lin et al. (Zitat in 5) auf die Expression eines Hitzeschockproteins (Hitzeschockprotein 70, HSP 70) zurückgeführt.

In diesem Zusammenhang entwickelten Jelinek und Blaha ein experimentelles Verfahren zur Untersuchung der Bemer-3000-Elektromagnetfeldtherapie. Im Detail erlauben diese Untersuchungen folgende Schlussfolgerungen:

1. Das zum Zwecke der Untersuchung der Wirksamkeit des BEMER 3000-Impulses auf Organismen, die sich im Entwicklungsstadium befinden, entworfene Verfahren erwies sich als geeignet.

2. In den durchgeführten Tests kam es zu keiner negativen Beeinflussung der sich in einem höchstempfindlichen Entwicklungsstadium befindenden Embryonen.

3. Die BEMER 3000-Elektromagnetfeldtherapie führt nicht nur zu keinem Anstieg der schädigenden Wirkung von Cyclophosphamid (ein bekanntes Teratogen mit embryotoxischer Wirkung), sondern im Gegenteil zur Reduktion der schädigenden Wirkung

selbst bei geringfügig überschwelliger Teratogengabe nach der BEMER 3000-Behandlung.

Als Hitzeschockproteine bezeichnet man eine Reihe von Proteinen, die von verschiedenen Stressfaktoren (Stressoren) sehr schnell und in großer Menge induziert werden. Ihre Bezeichnung basiert auf Experimenten (Ritossa, Zit. in 5), bei denen Drosophilazellen auf erhöhte Temperatur (Heat Shock) als Stressor mit der Ausschüttung solcher Proteine antworteten.

HSP lassen sich nach ihrer Molekülgröße klassifizieren, wobei HSP70 (Molekülgröße 70 kD) bislang am umfangreichsten untersucht worden sind. Als molekulare Chaperone übernehmen sie Schutzfunktionen gegen zellulären Stress.

HSP mittleren Molekulargewichts sind vornehmlich in den Mitochondrien und an den Zellmembranen lokalisiert. Zu den HSP mit niederem Molekulargewicht gehören u. a. Hämoxigenase, Stathmin und ein kleines Polypeptid Ubiquitin (8kD), das beim nicht lysosomalen Abtransport von denaturierten Eiweißaggregaten von Bedeutung ist.

Lin et al. nahmen bei der Erforschung der c-myc-Bindungsstellen des HSP70-Promoters an, dass endogen erhöhte myc-Proteinwerte zur Induktion von HSP70 infolge magnetischer Stimulation beitragen könnten.

Nach ihrer Hypothese gibt es jedoch einige entscheidende Unterschiede zwischen der elektromagnetisch-induzierten und der Hitzeschock-induzierten HSP70-Expression: Die Stressantwort wird durch ein Magnetfeld induziert, dessen Energiedichte 14 Größenordnungen niedriger ist als die des Hitzeschocks und im Gegensatz dazu die normale basalzelluläre Proteinsynthese nicht hemmt.

Aufgrund dieser Erkenntnisse könnten zumindest einige der positiven Auswirkungen der BEMER 3000-Therapie auf einer Induktion von Hitzeschockproteinen oder, wie man heute besser sagt, Stressproteinen beruhen.

Die letztgemachten Aussagen implizieren, dass die BEMER 3000-Magnetfeldtherapie einem normalen und gesunden Organismus nicht schadet, andererseits aber die Funktionen eines erschöpften, stark beanspruchten oder kranken Gewebes verbessert – eine Erfahrung, die sich mit den Ergebnissen der Anwendungsbeobachtungen zur BEMER 3000-Elektromagnetfeldtherapie deckt.

4.3.4. Reduktion von oxidativem Stress

Spodaryk K und Kafka WA (2003) Reduktion von oxidativem Stress in menschlichen Erythrozyten bei nichtinvasiver Stimulation mit extrem schwachen, BEMER-typischen gepulsten elektromagnetischen Feldern (20).

Sauerstoff ist im menschlichen Organismus die Substanz, deren Mangel zu schnellsten und nachhaltigsten Störungen von Lebensfunktionen führt. Seine Funktion besteht in der Oxidation von Stoffen, vornehmlich zur Bildung der energiespeichernden ATP. Bei diesem Prozess werden Elektronen übertragen. Unter bestimmten Umständen wird die Elektronenübertragung gestört oder unterbrochen, was zur Entstehung von Molekülen oder molekularen Fragmenten mit ungerader Anzahl von Elektronen, sogenannten freien Radikalen, führt (z. B. Peroxid, Peroxyl, Stickstoffmonoxid etc.).

Freie Radikale sind chemisch äußerst reaktiv und können wichtige biologische Funktionen massiv stören, wie z. B. die Abwehr von Bakterien und Pilzen, die interzelluläre Signalübertragungen, die Regulierung von Zellwachstum oder zu Erkrankungen führen (z. B. der Lungen, der endokrinen Organe, Morbus Alzheimer bis hin zum Krebs (s. Referenzen unter 20)).

Lebende Organismen haben komplexe Systeme entwickelt, um die Produktion freier Radikale (Prooxidantien) und die damit einhergehenden Schäden zu minimieren (Antioxidantiensysteme). Das Gleichgewicht zwischen Antioxidantien und Prooxidantien in einem lebenden Organismus wird als antioxidativer Status bezeichnet.

Die protektiven Wirkungen der BEMER 3000-Elektromagnetfeldtherapie, wie in der Studie von Jelinek (5) festgestellt, wurden von Spodaryk in Hinsicht auf den Antioxidantien- und Lipidperoxidationsspiegel roter Blutkörperchen des Menschen erweitert (17). Die Studie wurde 4-armig mit jeweils 8 Personen, einfachblind und randomisiert, durchgeführt: Kontrolle, Placebo, Verum T18 und Verum T35. Während des 3-wöchigen Experimentes ruhten alle Probanden täglich über 20 Minuten in Rückenlage auf einer BEMER 3000-Spulenmatte, nur die Kontrollgruppe benützte keine Matte. Verum T18 bzw. Verum T35 wurden dabei für eine Dauer von 8 Minuten bzw. 20 Minuten einer mittleren magnetischen Flussdichte von 18 bzw. 35 µT ausgesetzt.

Die Gruppen wurden einen Tag vor (D0), nach 9 (D9) und nach 21 Tagen (D21) auf charakteristische Aktivitäten von Enzymen und Lipidperoxidationen ausgewertet. Hinsichtlich der entsprechenden Parameter der Placebo- und der Kontrollgruppe ergaben sich keine signifikanten Unterschiede. Die Werte der Enzymaktivitäten der T35-Verumgruppe zeigten signifikante Unterschiede zu den anderen 3 Gruppen, auch bezüglich der Konzentrationen von Peroxidationsprodukten.

Die vorliegenden Daten belegen eindeutig eine positive Beeinflussung des antioxidativen Systems der roten Blutkörperchen durch eine Behandlung mit dem BEMER 3000-Magnetfeldsystem in einer effektiven mittleren Flussdichte von 35 µT täglich über 20 Minuten für 3 Wochen. Der Autor weist darauf hin, dass ein in der Untersuchung festgestellter Unterschied zwischen T18- und T35-Verumgruppe durch eine längere Behandlungsdauer mit schwächerer effektiver mittlerer Flussdichte möglicherweise kompensiert werden könnte.

4.3.5. Verringerung von Muskelzellschädigungen bei extremer Belastung

Villiger B (2003) Die Wirkung einer BEMER 3000-Stimulation auf die Elimination von Creatin-Kinase (CK) bei intensiver exzentrischer Belastung (23)

Muskelschäden nach extremer Beanspruchung lassen sich zum einen subjektiv nach dem Grad der Schmerzen nach Belastung und zum anderen Objektiv durch den Austritt von zellulären Muskelenzymen bestimmen. Bei Muskelmikrotraumata treten Enzyme wie Creatinkinase, Troponin oder Aldolase in erhöhter Konzentration im Blut auf. Sie gelten als Markerenzyme für Muskelzellläsionen.

Ziel dieser Untersuchung war es festzustellen, ob durch den Einsatz BEMER-typisch gepulster elektromagnetischer Felder niedriger Energie nach extremer muskulärer Belastung eine Reduktion von Muskelläsionen erreicht werden könnte, was sich in einer Veränderung der Eliminationskurve für Creatinkinase (CK) als Äquivalent der geschädigten Muskelzellen objektivieren lassen müsste.

17 aktive Sportler (Radfahren, Mountainbiking, Laufen, Klettern, Triathlon, Skilanglauf, Snowboard, Kanu) wurden als Probanden (10 Männer / 7 Frauen im Alter zwischen 17 und 46 Jahren) willkürlich ausgewählt und nach ausführlicher Information und entsprechender Einverständniserklärung in die Untersuchung eingeschlossen.

Nach einer Aufwärmphase erfolgte die Belastung auf einem Abfahrtstrainingsgerät für Skifahrer. Die Probanden mussten 6-mal hintereinander 2 Minuten in Hockstellung bei 90° gebeugten Knien die Belastung eines Abfahrtslaufes entsprechend dem Lauberhornrennen aushalten, jeweils mit 2 Minuten Pause dazwischen. Vor der Belastung und nach 6, 8, 10, 12 und 18 Stunden nach der Belastung wurde Blut zur Analyse entnommen und die BEMER 3000-Stimulation angewandt. Die Applikation erfolgte jeweils 8 Minuten mit der BEMER-Matte auf Stufe 3 (entsprechend ca. 10,5 µT) und anschließend 20 Minuten Programm 4 (entsprechend ca. 50 bis 100 µT) mittels eines BEMER 3000-Kissens auf den Oberschenkeln.

Das Ergebnis zeigt eine insgesamt reduzierte Ausschüttung von Creatinkinase und weiterhin einen signifikant früher einsetzenden Abfall der CK-Eliminationskurve.

Eine geringere Anzahl von geschädigten Muskelzellen und dadurch erzielte schnellere Regeneration des Gesamtmuskels oder eine gesteigerte Eliminationsrate für Creatinkinase kommen als Erklärung für dieses Ergebnis in Frage.

4.3.6. Verzögerter Einsatz von Muskelkater

Spodaryk K (2002) Der Effekt eines extrem niedrig gepulsten elektromagnetischen Feldes auf die Zeichen und Symptome verzögert einsetzenden Muskelkaters (19).

Aufbauend auf seinen Befunden zum Energiestatus von Erythrozyten (18) untersuchte Spodaryk in einer 3-armigen, placebokontrollierten Doppelblindstudie den Einfluss schwacher, BEMER-typisch gepulster, elektromagnetischer Felder auf das verzögerte Einsetzen eines experimentell induzierten Muskelkaters (DOMS, delayed onset muscle soreness).

Hierzu wurden Messungen der Bewegungsbereiche des Ellenbogens (Flexion, Extension und Neutralposition (entspannter Winkel)), der Muskelhärte (Druckalgometer) sowie von Schmerzwerten nach einer Visual-Analog-Schmerz-Skala (VAS, Visual analog scale) vorgenommen.

Als eindeutige positive Auswirkungen der Anwendung der BEMER 3000-Magnetfeldtherapie ergaben sich signifikante Unterschiede in den Schmerzempfindungsebenen zwischen Verum- und Placebo-Gruppe sowie zwischen Verum- und Kontrollgruppe auf dem 5%-Niveau (p=0,05). Zwischen Placebo- und Kontrollgruppe zeigten sich keine Unterschiede.

Spodaryk interpretiert diese positive Wirkung als Retardierung der Schmerzwahrnehmungen. In Übereinstimmung mit den bereits nachgewiesenen erhöhten Werten bei der Synthetisierung von ATP in den roten Blutkörperchen sowie den protektiven Wirkungen hinsichtlich des antioxidativen Status (s.4.3.3.) könnten auch Änderungen im Metabolismus des Skelettmuskels dafür verantwortlich sein.

4.3.7. Verlängerung der Belastung bis zur wahrgenommenen Erschöpfung

Kafka W A and Spodaryk K (2004) Der Einfluss extrem schwacher, BEMER 3000-typisch gepulster elektromagnetischer Felder auf die Bestimmung der wahrgenommenen Erschöpfung zum Zeitpunkt des ventilatorischen Grenzwerts (10).

Der Zustand der Erschöpfung resultiert aus diskreten physiologischen Wahrnehmungen und deren zentraler Verarbeitung. Er äußert sich in einer Reihe komplexer Empfindungen wie Mü-

digkeit, Schmerzen oder Widerwillen gegen weitere Belastung. Man kann auf ihn durch verbale (Anfeuerung), chemische (Doping) oder physikalische (BEMER 3000-Therapie) Einwirkung Einfluss nehmen.

Eine selektive Untersuchung der zu Grunde liegenden Prozesse könnte zu einer Verbesserung von Möglichkeiten in der Rehabilitation, aber auch zu effizienteren Trainingsmethoden für Hochleistungssportler führen. Unter Berücksichtigung bisher gemachter guter Erfahrungen mit dem Einsatz von schwachen, niederfrequenten, BEMER-typisch gepulsten elektromagnetischen Feldern in der Schmerzbehandlung, der Wundheilung, des verzögerten Einsetzens von Muskelkater und geringerer Schädigung von Muskelzellen bei Höchstbelastung war der Einfluss eines solchen Feldes auf den Zustand und den Zeitpunkt wahrgenommener Erschöpfung Fragestellung der Untersuchung.

In dieser Studie wurden charakteristische Zeichen wahrgenommener Erschöpfung, wie generelle Schmerzen, Schmerzen in den Beinen und Brustschmerzen (Luftnot) zum Zeitpunkt der ventilatorischen Kapazitätsgrenze sowie zum Zeitpunkt der maximalen Sauerstoffaufnahme untersucht. In einem einfachblinden dreiarmigen design (Placebogruppe, Verumgruppe 18 µT Intensität, Verumgruppe 35 µT Intensität) wurden 30 gesunde Probanden zuerst mit der Untersuchungsmethode vertraut gemacht. Anschließend erfolgte die Bestimmung der Ausgangswerte zum Zeitpunkt der ventilatorischen Kapazitätsgrenze und der maximalen Sauerstoffaufnahme. Nach 21 Behandlungen (täglich einmal BEMER-Therapie für 12 Minuten auf der Matte) innerhalb von 30 Tagen (Verumgruppen) erfolgte eine erneute Untersuchung, bei der zum Zeitpunkt der in der Voruntersuchung bestimmten Grenzwerte die wahrgenommene Erschöpfung in Form der Schmerzstärke (bezogen auf allgemeine Schmerzen, Schmerzen in den Beinen und Brustschmerzen) auf einer 10-teiligen Schmerzskala (VAS) nach Borg angegeben werden musste.

Die beiden behandelten Gruppen wiesen keine Unterschiede zueinander auf. Beide Gruppen zeigten aber signifikante Unterschiede zur Placebogruppe zum Zeitpunkt der ventilatorischen Kapazitätsgrenze bezüglich aller Schmerzwahrnehmungen zu Gunsten der behandelten Probanden, jedoch keine signifikanten Unterschiede zum Zeitpunkt der maximalen Sauerstoffaufnahme. Als leistungsbegrenzend wurden von allen Probanden jeweils die Schmerzen in den Beinen genannt.

Zusammenfassend stellen die Autoren fest: Die Wirkung der BEMER 3000-Behandlung lässt auf eine Beeinflussung der chemisch-mechanischen (motorischen) Muskelaktivität schließen. Die BEMER 3000-Behandlung kann sowohl in der Rehabilitation als auch bei Hochleistungssportlern zur Verbesserung der Muskelleistung angewendet werden.

4.3.8. Verbesserung des Funktionszustands der Mikrozirkulation

Klopp R, Michaelis H (2004) Vitalmikroskopische und reflexionsspektometrische Untersuchungen zur Wirkung des Gerätesystems „BEMER 3000" auf den Funktionszustand der Mikrozirkulation (Gingiva). Bericht aus dem Institut für Mikrozirkulation, Berlin (12)

Als Mikrozirkulation versteht man das gesamte Endstrombahngebiet des Kreislaufs von den kleinsten Arteriolen über die Kapillaren bis zu den kleinsten Venolen. In diesem Gebiet erfolgt sämtlicher Stoffaustausch zwischen dem Blut und dem umliegenden Gewebe. Unmittelbar an die Außenseite der Kapillarwände grenzen aber nicht die Gewebezellen, sondern die interstitielle oder extrazelluläre Flüssigkeit. Der Durchtritt gelöster Stoffe durch die Kapillarwand erfolgt durch Diffusion. Für die Diffusion von gasförmigen gelösten Stoffen, wie Sauerstoff (O_2) oder Kohlendioxid (CO_2) ist das Partialdruckgefälle zwischen Blut und interstieller Flüssigkeit, die Permeabilität (Durchlässigkeit) und die Fläche der Gefäßwand maßgebend. Die Diffusion von nicht gasförmigen gelösten Stoffen wie Elektrolyten, Glucose, Aminosäuren, Milchsäuren etc. hängt vom Konzentrationsgefälle und ebenfalls von der Permeabilität und Fläche der Gefäßwand ab. Für die Ver und Entsorgung und damit auch die Gesunderhaltung von Geweben oder Organen ist somit die Mikrozirkulation von ausschlaggebender Bedeutung. Die vom Herzen ausgeworfene Blutmenge verteilt sich auf die Endstromgebiete verschiedener Organe in Ruhe wie folgt (Anteil am Herzminutenvolumen in %): 5% Herz - 15% Gehirn - 15% Muskeln - 35% Verdauungsorgane - 20% Nieren - 10% Haut, Knochen u.a.

Unter Belastung einzelner Organe kann sich diese Verteilung zu Gunsten des belasteten Organs verschieben. Dies geschieht über die Erhöhung der Mikrozirkulation in den betroffenen Organen, indem der Anteil von durchströmten Kapillaren erhöht wird und es damit in diesem Bereich zu vermehrtem Antransport von Sauerstoff und Nährstoffen sowie einem verbesserten Abtransport von Kohlendioxid und Abfallprodukten kommt. Durch solchermaßen verbesserten Stoffwechsel ist auch die energetische Situation dieses Gewebes oder Organs verbessert, und energieverbrauchende Prozesse wie das Aufrechterhalten von Ionenverteilungen und Konzentrationsdifferenzen u. a. können leichter bewerkstelligt werden. Ein geeignetes Beispiel für einen solchen Vorgang sind die

Muskeln. In Ruhe sind nur wenige Kapillare geöffnet, bei Muskelarbeit hingegen kann die Zahl der durchströmten Kapillare auf das 10-fache bis 20-fache zunehmen. Wird durch wiederholte Muskelarbeit die Muskelmasse größer, nimmt auch die Anzahl der gebildeten Kapillare zu, um diesen Muskel jederzeit ausreichend versorgen zu können.

Die Mikrozirkulation spielt auch eine Rolle im Flüssigkeitshaushalt des Körpers, bei der Temperaturregulierung und besonders im Immunsystem. Hier werden, als erster Schritt einer Immunreaktion, durch weiße Blutkörperchen wichtige Informationen über in den Körper eingedrungene Erreger (Bakterien, Viren u. a.) oder schädliche Substanzen an die Gewebe vermittelt, um dadurch in diesen eine Immunantwort, also Abwehrmechanismen gegen diese Erreger oder Substanzen, auszulösen.

Die normale Funktion der Mikrozirkulation mit dem Ziel, eine allen biologischen Erfordernissen entsprechende Gewebever- und entsorgung zu gewährleisten, ist an folgende Bedingungen geknüpft:

- Ausreichende Zubringerfunktion der Makrozirkulation (Durchgängigkeit der großen Leit- und Transportarterien)
- Funktionierende Steuer- und Verteilerfunktion der Mikrozirkulation (morphologische Integrität des parenchymatösen Mikrogefäßnetzes, Fließeigenschaft des Blutes und intakte Reaktionsfähigkeit der präkapillären Widerstandsgefäße)
- Funktionierende Transferfunktion der Mikrozirkulation (ungestörter Stofftransport aus dem intrakapillären in den extrazellulären und intrazellulären Raum und umgekehrt)
Jede krankhafte Veränderung in einem dieser Teilbereiche führt zur Störung der Mikro-

zirkulation und damit zu einer Störung der Gewebever- und -entsorgung im betroffenen Organbereich, was letztendlich eine Organstörung oder Erkrankung des Organs zur Folge hat. Im Umkehrschluss führt hingegen jede Verbesserung der Mikrozirkulation zur verbesserten Ver- und Entsorgung des Gewebes und damit zur Gesundung des Organs oder Verbesserung seiner Funktion.

Für eine in vivo Untersuchung der Wirksamkeit schwacher niederfrequenter BEMER-typisch gepulster elektromagnetischer Felder auf den Funktionszustand der Mikrozirkulation ist das Zahnfleisch (Gingiva) des Menschen ein repräsentatives Gewebe, das den Regulationsphänomenen des Kreislaufs unterliegt, für die Intravitalmikroskopie und die Reflexionsspektometrie gut zugänglich ist und zu den immunologisch aktivsten Geweben zählt.

Unter konstanten Randbedingungen für alle Messungen (Akklimatisationszeit 2 Stunden, konstante makrozirkulatorische Bedingungen) wurde das Gewebe der Probanden auf folgende Parameter untersucht:

nNP - Anzahl der aktuell blutzellperfündierten KIRCHHOFF'schen Knotenpunkte in einer definierten Netzwerkeinheit (Ausgangswert n = 60) Qart, Qven - arteriolärer und venulärer Strömungsfluss (Teilchen-Strom-Zeit-Volumen) AVM - Flächeninhalt unter der Einhüllenden des originären Amplituden-Frequenzspektrums der arteriolären und venulären Vasomotion.

nWBC/A - Anzahl adhärierender weißer Blutzellen an einer definierten Venolenwand (A= 18000 μm^2) ICAM-1 – Adhäsionsmolekül nWBC/A betrifft den Zustand der körpereigenen Abwehr (1. Schritt einer Immunreaktion). nNP, Qart, Qven und AVM definieren den Funktionszustand der Mikrozirkulation im Targetgewebe.

Ergänzend zu diesen Messungen wurde zusätzlich die Sauerstoffausschöpfung (Sauerstofutilisation, ΔO_2) als Quotient venolenseitig ermittelt.

Die Untersuchungen wurden vor allem mit der Intravitalmikroskopie durchgeführt, einem hochsensitiven und hochauflösendem Verfahren mit angeschlossener Hochfrequenzkamera (120 Bilder pro Sekunde). Untersucht wurden 28 gesunde Probanden, randomisiert in 2 Gruppen (Placebogruppe und Verumgruppe). Das BEMER 3000 wurde über 2 Minuten auf Stufe 3 mit der Matte (10,5 µT) aktiviert und anschließend abgeschaltet. In diesem Zeitraum erfolgte die Ermittlung der Messdaten. Zu den Zeitpunkten 4 und 6 Minuten nach Aktivierung wurden Nachbeobachtungen durchgeführt und ausgewertet.

Im Ergebnis finden sich signifikante Verbesserung des Funktionszustands der Mikrozirkulation bezüglich aller gemessenen Parameter. Besonders ragen dabei ein um 10% verbessertes Vasomotionsverhalten von Arteriolen und Venolen und eine ebenfalls um 10% erhöhte Sauerstoffausschöpfung heraus, weil sie, wie auch vom Autor bestätigt, als biologisch relevant eingestuft werden müssen. Weiterhin sind auch die verbesserten mikrohämodynamischen Randbedingungen für das Adhäsionsverhalten der weißen Blutzellen hervorzuheben, da sie (indirekt) eine über mehrere Minuten nachgewiesene Verbesserung des ersten Schrittes einer Immunreaktion des Körpers bedeuten. Besonders interessant ist weiterhin, dass, trotz Abschalten des BEMER 3000-Feldes nach 2 Minuten, der ausgelöste Effekt auf die Mikrozirkulation weiter anhielt. Dies kann nur in der Form interpretiert werden, dass durch den physikalischen Stimulus weitere biochemische Abläufe in Gang gesetzt wurden und dadurch der eingeleitete Effekt längere Zeit unterhalten wird. Da die Gingiva als repräsentatives Gewebe zur Mikrozirkulation angesehen wird, ist anzunehmen, dass die Ergebnisse auf andere Bereiche der Mikrozirkulation übertragen werden können.

4.3.9. Verbesserte Wundheilung

Kafka WA und Preißinger M (2002) Verbesserte Wundheilung durch gekoppelte, BEMER 3000-typisch gepulste Elektromagnetfeld- und LED-Licht-Therapie am Beispiel vergleichender Untersuchungen an standardisierten Wunden nach Ovarektomie bei Katzen (felidae)(9).

Unter Wundheilung versteht man die Gesamtheit der verschiedenen Phasen der physiologischen Vorgänge zur Regeneration zerstörten Gewebes bzw. zum Verschluss einer Wunde (z. B. frische Hautverletzungen, chronische Ulcera, stumpfe Traumen sowie schwere Prellungen oder Muskel- und Sehnenverletzungen).

Die bisher gesicherten Erkenntnisse zur Wirksamkeit der BEMER 3000-Elektromagnetfeldtherapie könnten demnach direkt auf die Stoffwechselvorgänge bei der Wundheilung Einfluss nehmen. Kafka und Preißinger führten diesbezüglich vergleichende Untersuchungen an standardisierten Wunden nach Ovarektomie bei Katzen (felidae) durch.

Unter strikter Einhaltung eines experimentellen Versuchsprotokolls und standardisierter Methodik von Operation und Behandlung bis zur Wundnaht wurden 60 normale Haus- und Hofkatzen postoperativ in 3 Gruppen geteilt und behandelt. Dabei erhielt eine Gruppe keine weitere Therapie, eine Gruppe wurde sofort postoperativ, sowie nach 72 und 120 Stunden 12 Minuten mit 60 µT BEMER 3000-Magnetfeldtherapie behandelt. Die dritte Gruppe erhielt zu denselben Zeitpunkten zusätzlich zur BEMER 3000-Magnetfeldtherapie noch eine 6-minütige BEMER-LED-Licht-Behandlung.

Der Fortgang der Wundheilung wurde jeweils

Studie mit 28 Probanden:

Demonstrationsbeispiele einer verbesserten Blutmikrozirkulation während und nach BEMER 3000-Stimulation

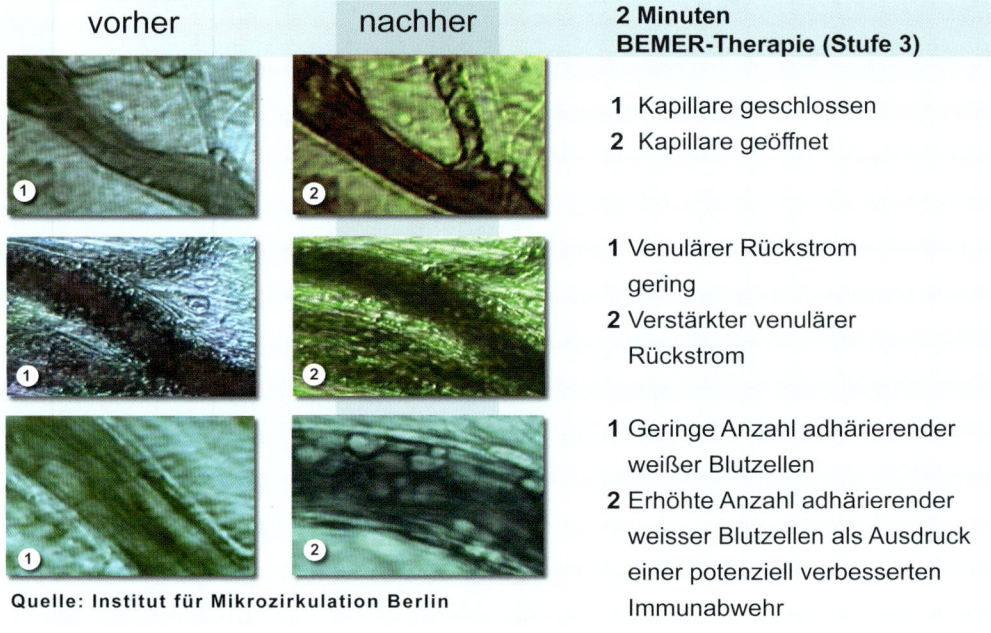

vorher	nachher	**2 Minuten BEMER-Therapie (Stufe 3)**

1 Kapillare geschlossen
2 Kapillare geöffnet

1 Venulärer Rückstrom gering
2 Verstärkter venulärer Rückstrom

1 Geringe Anzahl adhärierender weißer Blutzellen
2 Erhöhte Anzahl adhärierender weisser Blutzellen als Ausdruck einer potenziell verbesserten Immunabwehr

Quelle: Institut für Mikrozirkulation Berlin

Fig. 22: Mikrozirkulation

am 1. und 7. Tage postoperativ photographisch erfasst. Trotz der wenigen Behandlungen führte die Therapie bei der zweiten und dritten Gruppe der Tiere zu einer an der Vernarbung deutlich erkennbaren, extrem verkürzten Wundheilung gegenüber der unbehandelten Gruppe. Die Wundheilung war für die Gruppe von Tieren, die gleichzeitig mit BEMER 3000-Magnetfeld- und BEMER 3000-Lichttherapie behandelt wurden, sogar schon am 7. Tag vollkommen abgeschlossen.

4.3.10. Reduktion von Zahnarztangst und Senkung von Blutdruck und Pulsfrequenz

Michels-Wakili S und Kafka WA (2003) BEMER 3000-typisch gepulste elektromagnetische Felder niedriger Energie reduzieren Zahnarztangst(15).

Zahnarztangst ist ein zentrales Problem in der Beziehung zwischen Patient und Zahnarzt. Eine erhöhte Anzahl von Besuchen sowie unnötig in die Länge gezogene Behandlungen und nicht zuletzt daraus resultierende Mehrkosten sind darauf zurückzuführen.

Unter der Prämisse des gleichzeitigen Zusammenwirkens der für die BEMER 3000-Elektromagnetfeldtherapie bisher nachgewiesenen Effekte könnte man sich neben der Beeinflussung von Kreislaufparametern auch eine Einwirkung über vegetative Regulierungsvorgänge vorstellen. Michels–Wakili und Kafka untersuchten in diesem Zusammenhang in einer randomisierten, placebokontrollierten, quantitativen, klinischen Doppelblindstudie den Einfluss eines BEMER 3000-typisch gepulsten elektromagnetischen Feldes auf mögliche Reduktion und Verkürzung der Angstzustände vor einer zahnärztlichen Behandlung.

Hierzu wurden 90 Patienten im Alter von 18 bis 69 Jahre randomisiert der Behandlungsgruppe (n=60) oder der Placebogruppe (n=30) zugeteilt. Die Patienten kamen zu den unterschiedlichsten Behandlungen in die Zahnarztpraxis. Routinechecks waren ebenso vertreten wie Zahnextraktionen, Füllungen oder Operationen. Die BEMER 3000-Elektromagnetfeldapplikation erfolgte mittels Intensivapplikator bei mittlerer Flussdichte von ca.10 µT für 6 Minuten auf das Gebiet des Solarplexus. Alle Patienten mussten vor der Applikation sowie 30 Minuten danach einen Fragebogen ausfüllen (Teil 1 des validierten Trait-State-Angstmodells von Spiegelberger). Zu diesen Zeitpunkten wurden jeweils Blutdruck und Puls als angstrelevante Kreislaufparameter registriert.

In der mit BEMER 3000-Elektromagnetfeldtherapie behandelten Gruppe konnte sowohl eine systolische als auch diastolische Blutdrucksenkung, eine Senkung der Pulsfrequenz sowie eine fragebogengestützte Angstsenkung nachgewiesen werden. Die Unterschiede waren hochsignifikant (p=0.01).

Michels-Wakili und Kafka stellten fest, dass die Blutdruck- und Pulsfrequenzsenkungen als Schlüsselfaktoren für mögliche abgelaufene vegetative Reaktionen auf die BEMER 3000-Elektromagnetfeldtherapie in einer GCP-konformen, klinischen Studie klassisch nachgewiesen wurden. Die festgestellten Sofortreaktionen sind auf die BEMER 3000-Elektromagnetfeldtherapie zurückzuführen. Zwar wurde auch in der Kontrollgruppe, vermutlich als Betreuungseffekt, Senkungen von Blutdruck und Pulsfrequenz festgestellt, aber kein Signifikanzniveau erreicht.

4.4. Zusammenfassung der Studienergebnisse

Entsprechend den Validitätskriterien (vgl. a. 4.) als weitestgehend wissenschaftlich erwiesen und durch Voruntersuchungen, Anwenderstudien und klinische Studien gesichert, sind unter anderem die folgenden komplexen Wirkungen der BEMER 3000-Elektromagnetfeldtherapie zu erwarten:

1. Erhöhung der Reaktionsbereitschaft von molekularen und submolekularen Strukturen im Organismus durch eine bisher einmalige, breitbandige Signalform (7)

2. Verbesserung des Funktionszustandes der Mikrozirkulation und des ersten Schritts einer Immunreaktion des Körpers(12)

3. Erhöhte Konzentration von ATP- und anderen energiereichen Phosphatspeichern in den Erythrozyten (18)

4. Erhöhung der Aktivität des Immunsystems gegenüber schädigenden Einflüssen (Teratogenen) bei warmblütigen Wirbeltierembryos, vermutlich über eine durch die Aktivierung eines Promoters von HSP 70 gesteuerte Produktion von Reparaturproteinen sowie möglicherweise direkt daran gekoppelt (5)

5. Erhöhung von Enzymaktivitäten in den Erythrozyten gegen Oxidantien und freie Radikale (20)

6. Verzögertes Auftreten von Muskelschmerzen und verbesserte Beweglichkeit des Muskels bei Arbeit unter anaeroben Stoffwechselbedingungen (19)

7. Senkung von Blutdruck und Pulsfrequenz, möglicherweise als Ausdruck einer beruhigenden Wirkung auf das vegetative Nervensystem (15)

8. Vereinzelung von agglutinierten Erythrozyten sowie – eng damit verknüpft – Verbesserung der Fließeigenschaften des Blutes (7)

9. Verbesserung von Durchblutungsparametern (13)

10. Verbesserte und verkürzte Wundheilung (9)

4.5. Bedeutung der Ergebnisse für den prophylaktischen und therapeutischen Einsatz der BEMER 3000-Elektromagnetfeldtherapie

Generell kann man die BEMER 3000-Elektromagnetfeld-Therapie in gleichem Maße für die Anwendung durch den Arzt oder Therapeuten als auch für die breite, häusliche Anwendung jedes Menschen, dem am Erhalt oder der Verbesserung seiner Gesundheit gelegen ist, als geeignet ansehen. Wenn an die Zeitschiene der letzten 100 Jahre die Veränderungen der Erkrankungen des Menschen angelegt werden, kann man feststellen, dass das Verhältnis von akuten zu chronischen Erkrankungen um 1900 ca. 50% zu 50% war. Heute muss man registrieren, dass sich dieses Verhältnis zu 5% akute Erkrankungen und 95% chronische Erkrankungen verschoben hat.

Im selben Zeitraum ist eine Zunahme von Herzerkrankungen um das 14-fache, degenerativen Skeletterkrankungen um das 17-fache, Krebserkrankungen um das 20-fache, Zuckererkrankungen um das 56-fache und Allergien um das 70-fache festzustellen.

Umweltgifte, veränderte Ernährung, Bewegungsmangel und vor allem die vielfältigen Stressfaktoren durch Verkehr und audiovisuelle Belastung sind geänderte und medizinisch noch nicht voll umfänglich erfasste und entsprechend gewertete Krankheitsursachen, ganz zu schweigen von der Problematik, in diesen Fällen mit bisher bekannten und üblichen Therapiemöglichkeiten eine Verbesserung zu erzielen. In den letzten Jahren hat glücklicherweise das Bewusstsein für die Lebensqualität und ein langes Leben in Gesundheit bei den Menschen ebenso in großem Umfang zugenommen wie die Bereitschaft, sich dafür auch aktiv zu engagieren.

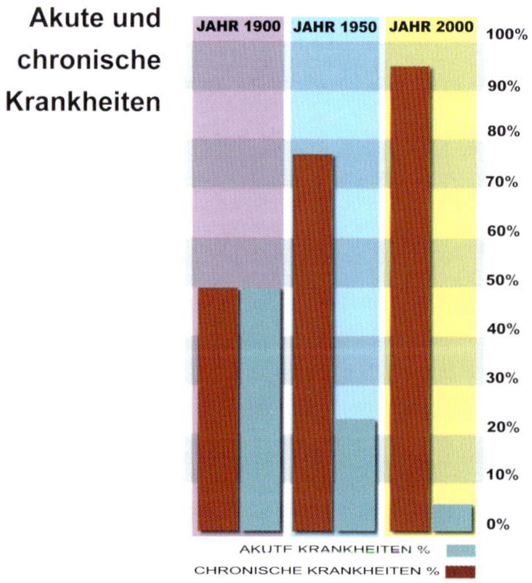

Fig. 23: Akute und chronische Krankheiten im Zeitverlauf

Kapitel III

5. BEMER 3000-Elektromagnetfeldtherapie als Basis einer fortschrittlichen und wirtschaftlich geführten Praxis oder Gesundheitsinstituts

Der Arzt oder Therapeut ist heute nicht mehr nur der kurative Heiler, sondern er muss mehr denn je auch Unternehmer sein. Allerdings verlangt seine zentrale Rolle im Gesundheitswesen als Autoritäts- und Vertrauensperson auch die besondere gesellschaftliche Verpflichtung, Missbrauch zu verhindern. Wachsende Existenzgefährdung wie Punktwertverfall, Honorar- und Arzneimittelbudgets, Regressforderungen und Chipkartentourismus sowie der wachsende Konkurrenzkampf könnten leicht dazu verleiten. Der Arzt oder der Leiter eines entsprechenden Gesundheitsinstituts müssen ihre Tätigkeit auch als unternehmerische Aufgabe begreifen und ihre Aktivitäten entsprechend strategisch planen. Um in Zukunft weiter als freie Ärzte oder Therapeuten arbeiten zu können, müssen zusätzliche Leistungsspektren angeboten werden, die, außerhalb der budgetierten und unterbezahlten kassenärztlichen Leistungen, die Existenz absichern oder sogar verbessern.

Hier bieten die individuellen Gesundheitsleistungen (IGEL) und die Selbstzahlerleistungen eine entsprechende Basis. Darunter versteht man heute Gesundheitsleistungen, die vor allem der besseren Lebensqualität, der Steigerung des Leistungsvermögens und dem Wohlbefinden des Patienten oder der Prophylaxe von Krankheiten dienen und die von den Krankenkassen nicht übernommen, sondern vom Patienten selbst bezahlt werden.

Insbesondere die Gruppe der älteren Menschen spielt hierbei eine entscheidende Rolle, da diese nicht nur über die finanziellen Möglichkeiten verfügt, sondern vor allen Dingen auch die Bereitschaft zeigt, ihre finanziellen Mittel für das eigene Wohlbefinden, für Mobilität und Lebensqualität bis ins hohe Alter einzusetzen.

Für den zukunftsorientiert und wirtschaftlich denkenden Arzt oder Therapeuten ist wichtig, welche Zielgruppen für den Einsatz der BEMER 3000-Elektromagnetfeldtherapie in seinem Klientel vertreten sind und wie viele Einsatzmöglichkeiten in seiner Praxis oder seinem Institut gegeben sind. Daraus resultiert die Attraktivität und Rentabilität des Angebotes dieser Therapie.

Folgende Zielgruppen sind für den Einsatz der BEMER 3000-Therapie besonders geeignet:

Chronisch kranke (austherapierte) Patienten
Akut kranke Patienten
Menschen mit Leistungsdefiziten (beruflich, privat, körperlich)
Menschen mit hoher Stressbelastung
Menschen mit Präventionsbewusstsein
Sportlich aktive Menschen

Die wirtschaftliche Situation ist in vielen Praxen und Gesundheitseinrichtungen zum gegenwärtigen Zeitpunkt dramatisch. Einkommensverluste von 50% und mehr sind keine Einzelfälle. Es ist daher für jeden einzelnen Arzt oder Therapeuten wichtig, die Planung und betriebswirtschaftliche Zielsetzung so zu gestalten, dass sich trotz der veränderten Rahmenbedingungen im Gesund-

heitswesen für seine Praxis oder sein Gesund-
heitsinstitut Perspektiven entwickeln lassen.
Natürlich muss er dabei lernen, sein therapeutisches Angebot dem Patienten entsprechend zu
vermitteln und alle Möglichkeiten der Bewer-
bung seiner Spezialisierung und Spezifizierung
zu nutzen, wobei gerade in diesem Bereich im
Gesundheitswesen in der heutigen Zeit vieles
bereits erlaubt ist, was man noch vor kurzem für
undenkbar gehalten hat.

Kapitel IV

6. BEMER 3000-Elektromagnetfeldtherapie bei ausgewählten Krankheiten

6.1. Herz-Kreislauf-Erkrankungen

Die Herzinsuffizienz ist ein akutes oder chronisches Unvermögen des Herzens bei Belastung oder schon in Ruhe den für den Stoffwechsel erforderlichen Blutauswurf aufzubringen bzw. den venösen Rückstrom aufzunehmen. Es ist ein Zustand, in dem die normalen Kompensationsmechanismen nicht mehr zur Aufrechterhaltung eines normalen Herzzeitvolumens ausreichen und der damit zur Abnahme der Sauerstoffsättigung des Blutes führt. Die Auswirkung liegt vor allem in einer Veränderung der peripheren Kreislaufverhältnisse, der Störung der Atmung und der Nierenfunktion, des Elektrolytstoffwechsels und einer verminderten Leistungsfähigkeit der Skelettmuskulatur.

Durch die nachgewiesene Verbesserung von Mikrozirkulation (12) und Durchblutungsparametern (10) könnte auch am Herzmuskel eine grundsätzliche Verbesserung der Versorgungssituation erwartet werden und damit die Folgen für den Kreislauf und die sich daraus ergebenden Konsequenzen verbessert werden. Weiterhin müsste auch der verbesserte Metabolismus der roten Blutkörperchen (18) und ihre Stärkung gegen Oxidantien und freie Radikale (20) durch die BEMER 3000-Elektromagnetfeldtherapie sicher ein wichtiger Beitrag zur funktionellen Verbesserung bei der Herzinsuffizienz sein.

Als koronare Herzerkrankung bezeichnet man alle Krankheitsbilder, die geprägt sind vom Missverhältnis zwischen Durchblutung und Nährstoffbedarf des Herzmuskels. Sie führt zum Absinken von energiereichen Phosphaten, Glykogenmangel und Anstieg von Laktaten im Herzmuskel. Dies hat den Untergang von Herzmuskelfasern und die Bildung von kleineren oder größeren Narbenbereichen zur Folge, was im ungünstigsten Fall zum Herzinfarkt führen kann.

In vielen Fällen tritt das Missverhältnis erst bei Belastung des Herzens und damit erhöhtem Sauerstoffbedarf auf, in diesem Falle spricht man von einer ungenügenden Koronarreserve. Ursachen sind häufig verengte Koronargefäße, aber auch Thrombosen oder entzündliche Veränderung der Gefäße werden genannt. Es gibt aber auch Fälle, bei denen keine Einengung der Gefäße vorliegt, sondern der Sauerstoffgehalt des Blutes vermindert ist oder der Blutbedarf des Herzmuskels krankhaft erhöht ist. Also, hypoxämische oder anämische Zustände auf der einen oder eine Herzmuskel-Hypertrophie oder eine Schilddrüsenüberfunktion auf der anderen Seite.

Fallbeispiel: (Patientenbericht Dr. med. R. Ö., München)

65-jähriger männlicher Patient mit koronarer Herzerkrankung im progredienten Verlauf seit 1980 mit typischer Angina-pectoris-Symptomatik bei Belastung und medikamentös gut eingestellter arterieller Hypertonie. Der Patient litt unter starken Schmerzen mit Ausstrahlung in den Halsbereich bei Belastung. Nach Verlassen des Hauses musste er regelmäßig schon nach 10 Metern stehen bleiben, danach verlängerten sich die Intervalle. Schnelles zügiges Gehen war nicht mehr möglich.

Bei täglicher Applikation des Programms P2 mittels Intensivapplikator über dem Rückenbereich C7-TH1 verringerte sich der Anfangsschmerz bei Belastung zunehmend und war nach 2 Wochen verschwunden. Der Patient konnte nun eine Gehstrecke von mehreren hundert Metern zurücklegen, bis zum Auftreten eines leichten Druckgefühls, ohne jedoch stehen bleiben zu müssen. Objektiv wurde bei einem Kardiologen mit dem Fahrrad-Ergometer eine wesentliche Zunahme der Belastungszeit registriert. Die Belastbarkeit besserte sich in der Folgezeit weiter, sodass der Patient nach ca. 3 Monaten wieder eine mehrstündige Tageswanderung im Voralpengebiet machen konnte. Eine völlige Schmerzfreiheit ist nicht eingetreten, das leichte Druckgefühl, das nach kurzer Zeit wieder verschwindet, wird jedoch nicht mehr als wesentlich behindernd empfunden.

Auch bei dieser Erkrankung könnte durch die Verbesserung des Funktionszustands der Mikrozirkulation (12) und weiterer Durchblutungsparameter (13) am Herzmuskel sowie die verbesserten Fließeigenschaften des Blutes (7) durch die BEMER 3000-Elektromagnetfeldtherapie eine grundsätzliche Verbesserung der Situation am Herzmuskel erreicht werden. Mehr noch als bei der Herzinsuffizienz müsste sich bei dieser Erkrankung aber sicher der verbesserte Metabolismus der roten Blutkörperchen (18), insbesondere die nachgewiesene Erhöhung von energiereichen Verbindungen wie ATP, und ihre Stärkung gegen Oxidantien und freie Radikale (20) bemerkbar machen.

Als arterielle Hypertonie oder Hochdruckkrankheit werden dauerhafte Erhöhungen des Blutdrucks im arteriellen Gefäßsystem bezeichnet, die zu typischen Veränderungen und Komplikationen an den Gefäßen und Organen führen, wobei nach WHO der systolische Wert mehr als 160 mmHg und der diastolische mehr als 90 mm Hg beträgt. Unterschieden wird zwischen essentieller oder primärer Hypertonie und symptomatischer oder sekundärer Hypertonie. Von einer primären Hypertonie kann man erst sprechen, wenn alle Möglichkeiten einer sekundären Hypertonie ausgeschlossen wurden. Beide Formen sind klinisch geprägt durch das hypertensive Syndrom in Form von Kopfschmerzen, Müdigkeit, Leistungsminderung, Einschränkung der Nieren- und Herzleistung und gegebenenfalls Schäden des Zentralnervensystems.

Fallbeispiel: (Patientenbericht Dr. med. W. B., Pfaffenhofen)

57-jähriger Patient mit essentieller Hypertonie und metabolischem Syndrom seit Jahren. Medikamentös zufriedenstellende Einstellung der Hypertonie mit Betablocker (RR-Werte systolisch 135-165 und diastolisch 85-95). Der Patient begann 2001 wegen zusätzlicher arthrotischer Beschwerden in den Hüftgelenken mit einer BEMER 3000-Elektromagnetfeldtherapie entsprechend dem Basisplan und zusätzlich mittags einmal ein Programm 3. Nach 4 Wochen waren die Beschwerden von Seiten der Hüften deutlich gebessert, der Patient klagte statt dessen vermehrt über Schwindel. Eine Blutdruckmessung ergab Werte von RR 115/70. Daraufhin wurde die Medikation mit Betablocker ausgesetzt. Die Blutdruckwerte lagen in den nächsten Tagen bei RR 125/85. Der Patient führte seitdem die BEMER 3000-Therapie nach dem Basisplan bis heute weiter. Die Blutdruckwerte sind unverändert bei RR 125/85 ohne weitere Medikation. Nebenbei zeigten Laboruntersuchungen eine deutliche Besserung der Parameter von Harnsäure, Triglyceriden, Cholesterin und der Leberwerte, ohne dass der Patient seine Ess- und Trinkgewohnheiten stark verändert hat.

Bei vielen Fällen der sekundären Hypertonie müsste ein Einsatz der BEMER 3000-Elektromagnetfeldtherapie sogar kausal sinnvoll sein. Denken wir hier nur an die Vielzahl von Nierenkrankheiten, die eine Hypertonie nach sich ziehen. Da bei einigen dieser Erkrankungen eine Verschlechterung der Nierendurchblutung bzw. Verschlechterung der Mikrozirkulation des Nierenparenchyms ursächlich beteiligt ist, könnte der Einsatz der BEMER 3000-Magnetfeldtherapie durch die Verbesserung des Metabolismus der roten Blutzellen (18,20) sowie die Verbesserung von Mikrozirkulation (12) und Durchblutungsparametern (13) und damit auch einer günstigeren Stoffwechselsituation des Nierenparenchyms eine Ausschüttung der blutdrucksteigernden Substanzen wie Renin oder Angiotensin vermindern und dadurch eine Blutdrucksteigerung verhindern.

Bei der primären Form der arteriellen Hypertonie sollte die normotonisierende und beruhigende Wirkung der Bemer 3000-Elektromagnetfeldtherapie – von Michels-Wakili und Kafka (15) nachgewiesen – zu einer Normalisierung oder zumindest einer spürbaren Senkung der arteriellen Hypertonie führen.

Das Gefäß ist der anatomische Sammelbegriff für alle röhrenförmigen Gebilde, die im Körper das Blut oder die Lymphe transportieren. Wir sprechen daher auch vom Gefäßsystem. Die Blutgefäße, die das Blut vom Herzen zur Peripherie leiten, nennen wir Arterien oder Arteriolen, die von der Peripherie zum Herzen führenden Blutgefäße nennen wir Venen oder Venolen. Sie bilden zusammen mit dem Herzen eine funktionelle Einheit, den Kreislauf.

Erkrankungen der Gefäße bestehen hauptsächlich in Verengung oder Verlegung der Strombahn und führen dadurch zur Minderversorgung der betroffenen Region. Die häufigsten Ursachen dafür sind falsche Ernährung, insbesondere erhöhte Fettanteile im Blut, Bewegungsmangel, Nikotinkonsum, erhöhter Blutdruck und Diabetes mellitus. Männer sind von diesen Erkrankungen deutlich häufiger betroffen als Frauen.

Fallbeispiel: (Patientenbericht Prof. Dr. med. J. D., Erding)

50-jähriger Patient mit akutem partiellem Verschluss der A. femoralis communis im rechten Oberschenkel nach einem Urlaubsflug. Zusätzlich bestanden eine arterielle Hypertonie und erhöhte Cholesterin- und Triglyceridwerte. Der Patient war starker Raucher und zum Zeitpunkt der Befunderhebung 1999 betrug die schmerzfreie Wegstrecke weniger als 50 Meter.
Obwohl der Patient das Rauchen nicht einstellen konnte, kam es unter Einsatz der BEMER 3000-Elektromagnetfeldtherapie (täglich 2-mal Stufe 4) sowie zusätzlicher Gabe von ASS 100 1-mal täglich und einem intensiven Gehtraining zu vollständiger Remission des Verschlusses. Der Patient kann heute wieder mehrstündige Wanderungen schmerzfrei durchhalten. Blutdruckwerte und alle Laborparameter sind im Normalbereich.

Nach den Ergebnissen der wissenschaftlichen Studien sollte eine verbesserte Fließeigenschaft des Blutes durch die Vereinzelung der Erythrozyten und Wiederherstellung ihrer ursprünglichen anatomischen Verformbarkeit einerseits sowie die verbesserten Mikrozirkulation (12) und Durchblutungsparameter (13) andererseits der entscheidende Grund sein, die Anwendung der BEMER 3000-Elektromagnetfeldtherapie in dieser Indikation zu betonen. Inwieweit auch Aktivierungsprozesse des HSP 70 (5) als ein Modulator von Reparaturproteinen einen rekanalisierenden Einfluss haben, konnte bisher noch nicht nachgewiesen werden, wäre aber, wie vom Autor der zitierten Studie ausgeführt, ebenfalls denkbar. Sicher sollten aber die guten Ergebnisse in den Anwendungsbeobachtungen (1,4,13), die Heilungsraten von 80 Prozent der Patienten und mehr gezeigt haben, auf die Erhöhung der Reaktionsbereitschaft von molekularen und submolekularen Strukturen und die generelle Erleichterung von biochemischen Reaktionen und damit eine Gefäßprotektion durch die BEMER 3000-Elektromagnetfeldtherapie zurückzuführen sein (7).

6.2. Krankheiten der Atmungsorgane

Die Erkrankungen der Atemwege weisen trotz unterschiedlicher Ätiologie und Pathogenese eine Reihe von Gemeinsamkeiten auf. Pathophysiologische Vorgänge, diagnostische Maßnahmen und schließlich therapeutische Ansätze sind ähnlich.
Für die Schulmedizin ergibt sich durch diese Überschneidungen bei gleichzeitig verschieden definierten Krankheitsentitäten eine Reihe von Problemen, die bei der Behandlung mit Bemer 3000-Magnetfeldtherapie in dieser Form nicht auftreten.

Das Asthma bronchiale ist durch eine häufig anfallsweise auftretende, reversible Atemwegsobstruktion gekennzeichnet. Das klinische Bild wird von einer Hyperreagibilität des gesamten Bronchialsystems geprägt, die von einer Entzündungsreaktion der Bronchialschleimhaut ausgelöst wird.
Eine einheitliche Ätiologie des Asthma bronchiale existiert nicht. Im Gegenteil, gerade die Vielgestaltigkeit der Asthma auslösen-

den Faktoren ist charakteristisch für dieses Krankheitsbild. Untersuchungen haben gezeigt, dass die Hyperreaktivität als Folge einer bronchialen Entzündungsreaktion verstanden werden kann, die, unabhängig von der auslösenden Ursache, zu einer Sollwertverstellung des Bronchialsystems bezüglich seiner Kontraktionsneigung führt. Das heißt, bei einem ursprünglich allergisch ausgelösten Asthma bronchiale kann durch andere Faktoren wie Stress oder körperliche Anstrengung ohne allergische Exposition eine Kontraktion des Bronchialsystems und damit ein Asthmaanfall ausgelöst werden.

Fallbeispiel: (Patientenbericht Dr. med. W. B., Pfaffenhofen)

44-jährige Patientin mit Asthma bronchiale auf dem Boden einer chronisch allergischen Bronchitis. Die Patientin erhielt wegen eines HWS-Syndroms nach Trauma BEMER 3000-Elektromagnetfeldtherapie entsprechend dem Basisplan.
Bereits 14 Tage nach Beginn der Behandlung berichtete sie über eine Besserung der HWS-bedingten Beschwerden sowie über eine Besserung ihres seit Jahren bestehenden Asthmas: „Ich brauche deutlich weniger Cortison-Sprühstöße."
Nach 4 Wochen Behandlung waren die Schmerzen im HWS-Bereich deutlich gebessert und die Anzahl der Cortison-Hübe weiter reduziert. Nach 2 Jahren weiterer Behandlung ist die Patientin beschwerdefrei und benötigt nur noch bei extremer Anstrengung oder Exposition Cortison.

Für diese Erkrankung bieten sich natürlich die experimentell nachgewiesene verbesserte Mikrozirkulation (12) und verbesserte Durchblutungsparameter (13) bei der Behandlung mit der BEMER 3000-Elektromagnetfeldtherapie als kausal anzusehende Wirkung an. Weiterhin ist eine Stärkung des gesamten Immunsystems (5) ebenfalls als kausale Therapie anzusehen, da die Entwicklung dieser Erkrankung über die Schiene der Ausbildung einer Hyperreaktivität verläuft. In der Praxis hat sich gezeigt, dass die Anwendung von BEMER 3000-Elektromagnetfeldtherapie zur Therapie unterschiedlicher anderer Erkrankungen bei entsprechend disponierten Personen gleichzeitig zu einer Verminderung von Aller-gien wie Heuschnupfen oder Dermatiden geführt hat. Dies könnte auch beim Asthma bronchiale gelten, ist aber wissenschaftlich noch nicht nachgewiesen.

Da die Expression von Reparaturproteinen und die Zellprotektion vor Oxidantien- und Radikalen durch die BEMER 3000-Elektromagnetfeldtherapie induziert wird (5,20) und Entzündungen des Bronchialsystems ursächlich Mitauslöser von Asthma bronchiale sind, sollte aus diesem Grunde eine Anwendung der BEMER 3000-Elektromagnetfeldtherapie bei Asthma bronchiale therapeutisch sinnvoll und nützlich sein.

Für alle entzündlichen oder chronisch entzündlichen Atemwegserkrankungen ist immer der Weg zur chronischen Bronchitis bzw. dem Lungenemphysem vorgezeichnet, denn alle diese Krankheiten führen terminal zu einer Destruktion der Alveolarwände. Obwohl diese Form von Erkrankungen teilweise über Jahrzehnte bestehen und sich im Verlauf der Erkrankungen zuerst respiratorische Partialinsuffizienzen bilden (Gasaustauschstörungen für Sauerstoff), später dann respiratorische Globalinsuffizienzen ausbilden (Gasaustauschstörungen für Sauerstoff und Kohlendioxid), werden erst im letzten Stadium durch die damit verbundenen Leistungsdefizite die Erkrankungen von den Patienten wahrgenommen. Bei der Therapie dieser Erkrankungen steht vor allem die Vermeidung und Bekämpfung der auslösenden Ursachen im Vordergrund, sei es inhalative Noxen wie z. B. das Rauchen abzustellen oder entsprechende antibiotische Therapien durchzufüh-

ren. Bei vorliegender respiratorischer Insuffizienz im fortgeschrittenen Stadium wird auch eine Sauerstoff-Langzeittherapie empfohlen.

Die Bedeutung der BEMER 3000-Elektromagnetfeldtherapie liegt auch bei der Behandlung dieser Erkrankungen in der möglichen Verbesserung von Durchblutungsparametern (13) sowie in der gezeigten Verbesserung der Mikrozirkulation (12). Weiterhin wären auch die durch die elektromagnetische Stimulation induzierten Aktivierungsvorgänge bei der Bildung von Reparaturproteinen (HSP 70) von großem Einfluss (5), denn dies wirkt einer finalen Zerstörung der Alveolarwände entgegen und verhindert somit die Ausbildung eines Lungenemphysems. Besonders wichtig scheint aber die durch die BEMER-Therapie ausgelöste Zunahme von antioxidativen Verbindungen in den Erythrozyten und damit auch die mögliche positive Wirkung gegen die inhalativen Noxen (20) in Form von Oxidantien und freien Radikalen. Hinzu kommt die immunstimulierende Wirkung (5), die besonders bei den Krankheitsverläufen der durch Entzündung ausgelösten Formen dieser Erkrankungen einen entscheidenden Benefit darstellen kann. Insgesamt zeigt sich, dass gerade bei diesen Lungenerkrankungen, die bekanntlich einen langen Entwicklungsweg haben, der frühzeitige Einsatz einer BEMER 3000-Elektromagnetfeldtherapie besonders effektiv und wichtig zu sein scheint.

6.3. Krankheiten der Nieren

Die Nieren stellen nach der Haut das zweitgrößte Ausscheidungsorgan des Körpers dar. Ausfälle dieses Organs führen in Form des Nierenversagens direkt zum Tode. Ursachen für eine Schädigung der Nieren und damit Funktionseinschränkungen sind in erster Linie Entzündungen, Überlastung mit Toxinen oder Durchblutungsstörungen. Bereits aus der Aufzählung der möglichen Ursachen einer Nierenfunktionsstörung lässt sich die breite Anwendbarkeit der BEMER 3000-Elektromagnetfeldtherapie in diesen Indikationen als evident ableiten. Häufigste Entzündungsform der Nieren ist die Glomerulonephritis. Als Glomerulonephritis wird eine Reihe von akuten, rapid-progressiven oder chronischen, bilateralen, entzündlichen, nicht eitrigen, diffusen oder herdförmigen Nierenerkrankungen bezeichnet, bei denen sich der Krankheitsprozess vorwiegend im Bereich der Glomeruli abspielt. Unbehandelt führen diese Krankheiten in kurzer Zeit zur Niereninsuffizienz. Die Ursachen können unterschiedlicher Art sein (immunkomplex-gesteuert z.B. bei Streptokokkeninfektionen, Antigen-Antikörperreaktion der Basalmembran, idiopathisch oder als Folge anderer Systemerkrankungen wie z. B. Lupus erythematodes, aber auch durch Einnahme von Medikamenten). Chronische Krankheitsverläufe der Glomerulonephritisformen werden häufig erst spät an den kardiovaskulären Komplikationen vor allem in Form der renalen Hypertonie diagnostiziert. Im Verlauf dieser Erkrankungen wechseln sich oft längere Phasen relativen Wohlbefindens mit plötzlich akuten Exazerbationen ab.

Viele in den vorliegenden Studien nachgewiesene Wirkungen der Bemer 3000-Elektromagnetfeldtherapie könnten bei der Behandlung dieser Nierenerkrankung therapeutischen Nutzen bringen. Zum einen die Erhöhung der Aktivität des Immunsystem (5), zum anderen der verbesserte Metabolismus der roten Blutzellen (18) und die Stärkung der Erythrozyten gegen freie Radikale und Oxidantien (20) sollten zur schnelleren Ausheilung von akuten Prozessen und damit zur Verhinderung der gefährlichen chronischen Verlaufsformen von Nierenerkrankungen führen.

Weiterhin würden auch die kardiovaskulären Komplikationen, vor allem in Form der renalen Hypertonie, von Anfang an verhindert. Bei allen chronischen Verlaufsformen könnten dadurch die Phasen der Exazerbation und der schnelle Weg in die terminale Niereninsuffizienz reduziert werden. Durch die verbesserte Mikrozirkulation (12) und die verbesserten Durchblutungsparameter (13) könnten die Glomeruli in ihrer Funktion als Filtrationsorgan unterstützt und durch die aufgeführten Veränderungen in den Erythrozyten indirekt protektiert werden.

6.4. Krankheiten des Stoffwechsels und des endokrinen Systems

In diesem Abschnitt sind krankhafte Veränderungen des Kohlenhydratstoffwechsels, des Fettstoffwechsels, des Purinstoffwechsels einerseits sowie die Erkrankungen der Hypophyse, der Schilddrüse, der Nebennierenrinde und der Keimdrüsen zusammengefasst.

Allen diesen Erkrankungen liegen Veränderungen von exogenen oder endogenen Substratmengen zugrunde, letztlich Insuffizienzen von in- oder exkretorischen Organen oder Organteilen. Gerade bei diesen Erkrankungen bringt die Einwirkung des elektromagnetischen Feldes eine Ausweitung der Selbstregulierungsgrenzen durch die Aktivierung der Moleküle und die damit verbundene höhere Reaktionsbereitschaft. Dadurch wird die Möglichkeit des Organs oder der Organteile, mit größeren Substratmengen fertig zu werden, erweitert. Ein Beispiel dafür ist vor allem der Diabetes mellitus.

Fallbeispiel: (Patientenbericht Dr. med. R. S., Berlin)

61-jährige Patientin mit seit Jahren bestehendem Diabetes mellitus Typ IIb, arterieller Hypertonie und Erythropenie bei Zustand nach Myxom im re.

Vorhof. Die Patientin war medikamentös eingestellt mit Metformin und Betablocker (HbA1c-Wert zwischen 5,9 und 6,5, RR-Werte um 130/85). Wegen polyneuropathischer Beschwerden erhielt die Patientin für 4 Wochen eine BEMER 3000-Elektromagnetfeldtherapie (Basisprogramm). In der dritten Woche klagte sie plötzlich über Übelkeit, Schwindel und Schweißausbruch. Die Blutzuckerwerte lagen bei 45mg/dl und der Blutdruck betrug 110/70 bei erhöhter Herzfrequenz. Nach notfallmäßiger Erstbehandlung wurde die Diabetesmedikation und der Betablocker abgesetzt und die BEMER 3000-Therapie fortgesetzt. Tägliche Blutzucker- und Blutdruckkontrollen zeigten auch ohne Medikamente Normalwerte. Die Erythrozyten lagen wieder bei knapp 4 Millionen (vorher 3,1 Mill.) und die neuropathischen Beschwerden waren deutlich zurückgegangen.

Da die Patientin nicht über die finanziellen Mittel zur Anschaffung eines BEMER 3000-Therapiesystems verfügte und die Krankenkasse jegliche Bezuschussung beim Kauf ablehnte, musste die BEMER 3000-Therapie nach 6 Wochen wieder eingestellt werden. Nach ca. 14 Tagen wurden die vorher verabreichten Medikamente erneut wieder angesetzt.

Ein halbes Jahr später kam die Patientin mit denselben Beschwerden wieder und bat um eine weitere BEMER 3000-Therapie über 6 Wochen. Bis auf die hypoglykämische Notfallsituation wiederholten sich die Vorgänge.

In den durchgeführten Anwendungsbeobachtungen wurde bei Durchführung des Basisprogrammes bei Typ-2b-Diabetikern wiederholt ein Absinken der Blutzuckerwerte berichtet, so dass die antidiabetische Medikation reduziert werden konnte oder sogar musste. Eine logische Erklärung dafür ist die Aktivierung der Insulinproduktion in den noch aktiven Anteilen des Inselzellorgans des Pankreas. Bei insulinpflichtigen Diabetespatienten blieben die Blutzuckerwerte bei Anwendung der BEMER 3000-Therapie weitgehend unverändert.

Grundsätzlich ist festzustellen, dass durch die Erhöhung der Reaktionsbereitschaft von molekularen und submolekularen Strukturen im menschlichen Organismus (7) Krankheiten des Stoffwechsels und der endokrinen Systeme grundsätzlich positiv beeinflusst werden können, da die natürlichen Regelmechanismen im Körper aktiviert werden. Als Folge davon ist dann eine Reduktion oder sogar ein völliges Absetzen von bisher notwendigen Medikamenten zur Veränderung von Substratmengen im Organismus notwendig. Alle anderen bisher für die BEMER 3000-Elektromagnetfeldtherapie nachgewiesenen positiven Auswirkungen addieren sich dabei supportiv und bestätigen die in den Anwendungsbeobachtungen aufgezeichneten positiven Wirkungen oder sogar Heilungen.

6.5. Erkrankungen des Blutes und der blutbildenden Organe

Sämtliche Organe des menschlichen Körpers sind durchblutet. Sie entnehmen dem Blut Substanzen, die sie für ihre geregelte Funktion benötigen (Sauerstoff, Nährstoffe, hormonelle Botenstoffe) und geben an das Blut sowohl Stoffwechselprodukte als auch Hormone und Enzyme ab. Auch Energie in Form von Wärme wird mit dem Blut transportiert. Es ist also ein Transport- und Kommunikationssystem, das für die Aufrechterhaltung der normalen Körperfunktionen und Regelmechanismen unerlässlich ist. Da es mit allen Organen in ständiger Verbindung steht, kann es auch wichtige Informationen über die normale oder pathologische veränderte Funktion der Organe liefern. Neben den Transport- und Kommunikationsaufgaben hat das Blut aber noch Abwehrfunktionen gegen Viren, Bakterien, Pilze und pathologisch veränderte eigene Körperzellen. Wir unterscheiden verschiedene Zellpopulationen Erythrozyten, Leukozyten und Thrombozyten. Infolge ihrer hohen Konzentrationen am Volumenanteil der Blutzellen (99%) bestimmen die Erythrozyten die Fließeigenschaften des Blutes.

Erythrozyten dienen vor allem dem Gastransport. Oberflächenantigene auf ihrer Membran bestimmen die Blutgruppen.

Die Leukozyten sind vor allem für die Abwehrfunktion des Blutes zuständig. Hierbei handelt es sich um unspezifische Abwehrmechanismen, die bereits bei der Geburt voll ausgebildet sind, genauso wie um spezifische, die durch eine hohe Präzision im Erkennen von fremden Molekülstrukturen und deren Eliminierung geprägt sind, als auch Immunreaktionen.

Die Thrombozyten sind vor allem für die Blutgerinnung und die Wundheilung zuständig, um Verluste dieses wertvollsten Mediums im menschlichen Organismus zu verhindern.

Alle Blutzellen stammen aus hämopoetischem Gewebe, das sich beim Feten in Leber und Milz und beim Erwachsenen im roten Mark der flachen Knochen befindet.
Aus den dort vorhandenen Stammzellen werden sämtliche Zellen des Blutes gebildet. Meist wirken Plasmabestandteile, insbesondere Plasmaproteine, mit den Zellen bei deren Aufgabenerfüllung zusammen.

Entsprechende Krankheitsbilder sind vor allem die verschiedenen Arten von Anämien als Erkrankung der roten Blutzellen, die Formen der Leukämien als Veränderungen der weißen Blutzellen. Aber auch die verschiedenen Gerinnungsstörungen als Veränderungen der Thrombozyten.

Fallbeispiel: (Patientenbericht HP R. R., St.Gallen)

69-jähriger Patient mit seit einigen Jahren bekannter Leukämie. Zu Beginn der BEMER 3000-Therapie allgemeine Schwäche, deutlich erniedrigte Leukozytenwerte, Hautfarbe blass und fahl. Der Patient wendet folgende Stufen über die Spulenmatte an: Morgens Stufe 2, mittags Stufe 10 und abends Stufe 2. Nach 4 Wochen zeigt eine Laborkontrolle deutlich verbesserte Leukozytenwerte, der Patient fühlt sich subjektiv enorm verbessert, ist wieder leistungsfähig und aktiv, die Gesichtsfarbe hat sich deutlich zum Gesunden verändert. Der Patient war auch 6 Monate nach Beginn der Therapie in gutem Zustand mit zufriedenstellenden Laborwerten.

Bei allen Erkrankungen des Blutes und der blutbildenden Organe hat sich die BEMER-3000-Magnetfeldtherapie in den Anwendungsbeobachtungen als nützlich und supportiv erwiesen. Besonders gut durch Studien belegt sind die erheblichen positiven Veränderungen in den Erythrozyten (18,20). Man kann heute behaupten, dass die Behandlung mit BEMER 3000-Elektromagnetfeldtherapie vor allem den Metabolismus der roten Blutzellen verbessert, indem die ATP-Speicher sowie andere energiereiche Phosphatspeicher aufgefüllt (18) und die Abwehrkraft der Erythrozyten gegen Oxidantien und freie Radikale gestärkt werden (20).

Da alle Zellen des Blutes aus einer gemeinsamen Stammzelle generieren, müssen wir annehmen, dass auch die anderen Zellen des Blutes, außer den Erythrozyten, durch die BEMER 3000-Elektromagnetfeldtherapie sicherlich nicht unbeeinflusst bleiben. Da Jelinek (5) eine Erhöhung der Aktivität des Immunsystems feststellen konnte, dürften also auch die Leukozyten aus einer BEMER 3000-Elektromagnetfeldtherapie ihren Benefit ziehen. Kafka und Preissinger (9) haben eine verkürzte und verbesserte Wundheilung nachgewiesen und damit sogar für die Thrombozyten als dritte Gruppe der Blutzellen, die einer gemeinsamen Stammzelle entspringen, eine positive Beeinflussung durch die BEMER 3000-Elektromagnetfeldtherapie. Dies wird weiterhin gestützt durch die dunkelfeldmikroskopisch nachgewiesene Vereinzelung von vorher agglutinierten Erythrozyten und die direkt damit verbundenen verbesserten Fließeigenschaften des Blutes (7, vgl. Figs. 10-12).

6.6. Rheumatische Erkrankungen

Unter dem unzureichend definierten Krankheitsbegriff „Rheumatismus" wird eine Vielzahl von Erkrankungen zusammengefasst, die sich vor allem am Bewegungsorgan (Wirbelsäule, Gelenke, gelenknahe Strukturen und Muskulatur) manifestieren und hier zu Schmerzen und Funktionseinschränkungen führen. Der rheumatische Formenkreis wird grob vereinfacht eingeteilt in die so genannten degenerativen Gelenkerkrankungen (Arthrosen), die auf dem Boden eines unphysiologischen Knorpelabbaues entstehen, und den Bereich der so genannten entzündlichen Gelenkerkrankungen (Arthritiden). Weiterhin gibt es die extraartikulären Rheumaformen, den so genannten Weichteilrheumatismus, zu dem Krankheiten wie die Fibromyalgie oder die Tendomyopathie gehören. Leider ist die Nomenklatur rheumatischer Erkrankungen nicht selten sprachlich inkorrekt, die Terminologie national und international nicht einheitlich.

Zu den degenerativen Gelenkerkrankungen zählen als Hauptvertreter die Coxarthrose und die Gonarthrose. Sie entstehen auf dem Boden eines unphysiologischen Knorpelabbaus, meistens durch biomechanische Fehlbeanspruchung. Durch reaktive Entzündungsprozesse in der Synovialis treten Reizerscheinungen am Gelenk mit Schwellung und Ergussbildung auf. Dominierendes Symptom der Arthrose ist der Gelenkschmerz. Dieser kann nach längerer Ruhe des Gelenks auftreten (Morgensteifigkeit oder beim Aufstehen nach längerem Sitzen) oder bei stärkerer Belastung (Schmerzen im Knie nach längerem Gehen). Schwerste Arthrosen schmerzen auch in Ruhe. Bei fortgeschrittenen arthrotischen Prozessen kommt es zur Funktionseinschränkung der betroffenen Gelenke.

Fallbeispiel: (Patientenbericht Dr. med. R. Ö., München)

60-jährige Patientin mit Coxarthritis bei schwerer Coxarthrose re. Hüftgelenk. Zustand nach Totalendoprothese des rechten Hüftgelenks. Seit 1990 wurde eine Polymyalgia rheumatica durch die Universitätsklinik mit Methotrexat und Cortison behandelt. Die Patientin hatte erhebliche Schmerzen im rechten Hüftgelenk, konnte deswegen kaum noch stehen. Besorgungen zu Fuß in der Stadt waren nicht mehr möglich. Meistens musste sie einen Gehstock benützen.

Ergebnis: Bereits nach 10 Tagen BEMER 3000-Elektromagnetfeldtherapie, morgens Stufe 4, abends Stufe 2, ca. 2/3 Besserung der Hüftbeschwerden, die Patientin hatte kaum noch Schmerzen und konnte erstmalig wieder ohne Hinken gehen.
Heutige Aussage der Patientin: „Das rechte Hüftgelenk ist jetzt sehr gut. Ich habe unter normaler Belastung keine Schmerzen mehr. Ich kann wieder große Strecken ohne Hinken gehen. Durch die Therapie habe ich eine großartige Besserung erreicht, auch konnte dadurch eine Operation vermieden werden. Der Orthopäde hat jetzt sogar im Röntgenbild eine Besserung festgestellt. Auch das Allgemeinbefinden hat sich ganz wesentlich verbessert."

Wie in der Anwendungsbeobachtung von Härtling (4) festgestellt, kommt es bereits bei

10-maliger Anwendung des Programms 4 (P4) bei Beschwerden dieser Art bei 80% der Patienten zur Remission oder zumindest Besserung der Beschwerden. Dabei dürfte die Anregung des Promoters zum HSP 70 und der daraus resultierenden vermehrten Expression von Reparaturproteinen (5) eine große Rolle spielen, aber auch die Auffüllung der Energiespeicher der roten Blutzellen bei gleichzeitiger Verbesserung der Durchblutungsparameter (13) und der Mikrozirkulation (12) können an diesem Prozess beteiligt sein. Möglicherweise bringen derzeit laufende Studien über die Behandlung von Gonarthrosen mit der BEMER 3000-Elektromagnetfeldtherapie weitere Erkenntnisse über diese Zusammenhänge.

Eine weitere große Gruppe der rheumatoiden Erkrankungen ist die rheumatoide Arthritis, eine Systemerkrankung unbekannter Ätiologie, die sich ebenfalls vorwiegend in den Gelenken manifestiert. Früher wurde diese Erkrankung auch primär chronische Polyarthritis genannt. Auf dem Boden einer Entzündung der Membrana synovialis, die zur Zerstörung des Gelenkknorpels führt und die gelenknahen Bereiche mit einbezieht, kommt es im Rahmen eines schubweise progredienten Verlaufs zu schmerzhafter Schwellung und Funktionseinbuße der betroffenen Gelenke, die in Spätstadien bis zur völligen Zerstörung der Gelenkstrukturen fortschreitet. Klinisch ist das Krankheitsbild durch den symmetrischen Gelenkbefall gekennzeichnet.

Auch solche Krankheitsbilder waren in der Anwendungsbeobachtung von Härtling (4) erfasst und zeigten, wie die arthrotischen Veränderungen, eine Heilungs- und Besserungsrate von 80% bei 10-maliger Anwendung der BEMER-3000-Elektromagnetfeldtherapie mit dem Programm 4, Programm 3 oder der lokalen Anwendung des Intensivapplikators. Auch hier dürften die Anregung der Bildung von HSP 70 mit der nachfolgenden vermehrten Reparaturproteinexpression (5) einen Hauptfaktor für die erfolgreiche Behandlung darstellen.

Da heute eine T-Zellen vermittelte Immunreaktion als Auslöser dieser Erkrankung immer wahrscheinlicher erscheint, ist die Stärkung des Immunsystems (5,12,20) durch die BEMER 3000-Elektromagnetfeldtherapie ein weiterer wichtiger, positiver Therapiefaktor.

Bei den außerhalb der Gelenkhöhlen auftretenden Erkrankungen des Sehnen- und Muskelgewebes im Rahmen der rheumatischen Erkrankungen steht vor allem die Fibromyalgie oder das Fibromyalgie-Syndrom im Vordergrund. Dieses Krankheitsbild wurde in den letzten Jahren zunehmend präzisiert und ist in der allgemeinmedizinischen oder orthopädischen Praxis sehr verbreitet. Klinisch sind sie durch einen umschriebenen Weichteilschmerz charakterisiert, der ohne sichtbaren Lokalbefund mit Steife und Funktionsbeeinträchtigung des betroffenen Bewegungssegments einhergeht. Klinisches Leitsymptom sind Schmerzpunkte definierter Lokalisation (Tender points), die der Patient spontan beschreibt und die vom Arzt durch Palpation gesichert werden können. Klimatische Einflüsse, psychischer Stress sowie körperliche Aktivitäten können schmerzmodulierend wirken.

Erkrankungen dieser Diagnose sind in den Anwendungsbeobachtungen von Härtling (4) nicht ex pressis verbis enthalten. Unter dieser Diagnose werden aber oft auch Reizsyndrome von Sehnen und Muskelansätzen und daraus resultierende Schmerzen subsummiert. Diese sind in der genannten Studie erwähnt und zeigten ebenfalls ein sehr gutes therapeutisches Ansprechverhalten auf die BEMER 3000-Elektromagnetfeldtherapie. Möglicherweise kommt aber gerade bei diesem Krankheitsbild noch der Verbesserung der Mikrozirkulation (12) und von Durchblutungsparametern (13) eine stärkere Bedeutung zu, da solche Erkrankungen erfahrungsgemäß auch gut auf Wärmebehandlung und physikalische Therapie ansprechen, deren Wirkungen ebenfalls auf verbesserter Durchblutung im entzündeten Bereich zurückzuführen sind.

6.7. Erkrankungen des Skelettsystems

Natürlich gehören einige der Erkrankungen der im vorhergehenden Kapitel angesprochenen Erkrankungen des rheumatischen Formenkreises funktionell auch in den Bereich der Skeletterkrankungen. Wir sehen aber die Erkrankungen des knöchernen Skeletts als die in diesem Kapitel zu besprechenden Krankheiten an. Dazu gehört neben den verschiedenen Knochentumoren und Osteomalazien vor allem die weit verbreitete Osteoporose.

Die Osteoporose gehört zu den Osteopenien, als deren Hauptmerkmal eine weitgehend regelrechte Verteilung zwischen Grundsubstanz und Mineralienanteil bei gleichzeitiger Rarefizierung des Gesamtknochens gilt. Die eigentliche Osteoporose ist definiert als ein Skelettverlust, der stärker ausgeprägt ist, als dies der Altersnorm entspricht und bei dem es oft ohne adäquates Trauma zu Frakturen kommt. Bei der Osteoporose liegt also im Gegensatz zur bekannten Altersatrophie der Knochen (physiologischer Verlust von Skelettsubstanz mit zunehmendem Alter ohne Frakturen) ein pathologischer Zustand vor. Ca. 60% der Gesamtbevölkerung leiden an Osteoporose, und sie ist damit die bei weitem häufigste Skeletterkrankung.

Man kennt mehrere Ursachen für Osteoporose und unterscheidet eine primäre und eine sekundäre Form, darunter z. B. die Osteoporose nach Steroidtherapie, das Cushing-Syndrom, die Immobilisationsosteoporose und weitere sekundäre Formen bei Hyperthyreose und Diabetes mellitus. Die häufigste Form (95%) ist aber die primäre oder idiopathische, postklimakterische, präsenile Osteoporose. Die Ursache ist hier noch nicht in allen Teilen bekannt, aber der postmenopausale Östrogenausfall spielt hier wohl eine entscheidende Rolle. Grundsätzlich besteht aber pathophysiologisch ein Ungleichgewicht zwischen Knochenan- und -abbau.

Fallbeispiel: (Patientenbericht M. D. / Dr. med. U. S., Neustadt)

56-jähriger Patient mit vermehrten Schmerzen im Bereich der Brust- und Lendenwirbelsäule. Bei einer Knochendichtemessung im Zuge der Diagnostik 1998 fand sich ein erniedrigter Wert von 85%. Der Patient wendete seit Mai 1999 die BEMER 3000-Magnetfeldtherapie nach Basisplan an. Im Februar 2000 ergab die Knochendichtemessung einen Wert von 92% und eine letzte Kontrollmessung im Juni 2003 ergab einen Wert von 104%. Schmerzen hat der Patient seit längerer Zeit nicht mehr.

Da im wesentlichen gestörte Knochenstoffwechselvorgänge bei dieser Erkrankung eine Rolle spielen, ist vor allem die generelle Erleichterung von chemischen Reaktionsprozessen durch die Erhöhung der molekularen und submolekularen Reaktionsbereitschaft im Gesamtorganismus durch die Anwendung der BEMER 3000-Elektromagnetfeldtherapie (7) von grundlegender Bedeutung. Natürlich ist dazu ein ausreichender Spiegel von Calciumionen eine Grundvoraussetzung. Wir wissen, dass die häufigste Ursache der idiopathischen Osteoporose ein gestörter Knochenanbau ist, hier sprechen wir von Osteoporose mit niedrigem Knochenumsatz. Durch die für das BEMER 3000-Elektromagnetfeld nachgewiesene allgemeine Steigerung der Stoffwechselreaktionen könnte speziell bei dieser Erkrankung auch der niedrige Knochenumsatz wieder angehoben werden, was dann einen grundsätzlichen Erfolgsfaktor in der Therapie dieser Erkrankung darstellt. Ein entscheidender Schritt in der Behandlung dieser Erkrankung könnte durch den Nachweis der gesteigerten Osteoblastenproliferation unter Einfluss einer BEMER 3000-Behandlung gelungen sein (11).

6.8. Erkrankungen der Haut

Die Psoriasis vulgaris ist eine der häufigsten chronischen Hauterkrankungen. Sie tritt in abortiver, diskreter Form wahrscheinlich häufiger auf als allgemein angenommen. Etwa 2% der Bevölkerung sind von dieser Krankheit betroffen. Es besteht ein multifaktorieller Vererbungsmodus. Die Erkrankung tritt in jedem Alter auf, eine Geschlechtsprävalenz gibt es nicht. Ererbte Disposition und exogene Faktoren führen zur Manifestation der Erkrankung. Typische exogene Faktoren sind bei entsprechender Disposition: Sonnenbrand, Arzneimittelexantheme, die sich als isomorphe Reaktion psoriatisch umwandeln, mechanische Traumen, Infektionskrankheiten oder Medikamente wie Antimalariamittel, lithiumhaltige Substanzen oder Betablocker. Auch emotionale Faktoren können ebenfalls zur Manifestation oder Exazerbation der Erkrankung führen. Bevorzugte Lokalisation der Erkrankung sind die Streckseiten der Extremitäten, der behaarte Kopf, der Körperstamm oder der Anogenitalbereich. Gerne sind auch die Nägel befallen oder die Gelenke, wobei die Gelenkveränderungen in 30% der Fälle vor den Hautveränderungen auftreten und diagnostisch große Probleme bereiten können.

Die Ursachen der Erkrankung sind noch unklar. Man weiß aber, dass der Tumor necrosis factor (TNF)-alpha einer der entzündungsfördernden Cytokine und Immunmodulatoren ist und eine pathogenetisch wichtige Rolle, zumindest bei der kaukasischen Rasse, spielt.

Fallbeispiel: (Patientenbericht Dr. med. M.-E. O., Fürth)

72-jähriger Patient mit Psoriasis vulgaris am Knie, den Händen, den Unterschenkeln und den Armen. Beginn der Behandlung im September 2000 mir Clobetasol-haltigem Externum. Bei Therapieresistenz wurde eine UVA- und UVB-Bestrahlung durchgeführt, insgesamt bis Februar 2002. Die Herde der Hauterkrankung waren nach wie vor stark präsent. Eine zwischenzeitliche Behandlung mit Methotrexat 10mg einmal pro Woche brachten eine allgemeine Verbesserung, an den Händen blieben die Herde aber chronisch vorhanden. Seit Februar 2002 wurde regelmäßig mit dem BEMER 3000-SLT-Gerät behandelt unter Fortsetzung der Therapie mit Metothrexat und teerhaltigen Externa. Die Behandlung erfolgte anfangs mit dem Fixprogramm 1 und später mit dem Fixprogramm 2, jeweils 2-mal pro Woche. Daraufhin trat eine deutliche Verbesserung der Hautveränderungen auch an den Händen auf. Ein kleiner Herd am Kleinfinger zeigt sich aber bis heute therapieresistent.

Die berichteten, guten Therapieergebnisse bei dieser Erkrankung durch die BEMER 3000-Elektromagnetfeldtherapie, vor allem auch in Verbindung mit der BEMER 3000-Spezial-Licht-Therapie (SLT), die in den Anwendungsbeobachtungen zu verzeichnen waren, sind möglicherweise ähnlich zu deuten, wie die Ergebnisse aus der Studie von Jelinek (5). Eine Aktivierung des Immunsystems mit positiver Beeinflussung der Immunmodulatoren könnte hier eine entscheidende Rolle spielen. Natürlich ist es immer besonders schwierig, bei einer Erkrankung, deren Pathogenese noch nicht aufgeklärt ist, therapeutische Wirkung speziellen molekularen Prozessen zuzuordnen. Auch die Stärkung der roten Blutkörperchen gegen Oxidantien und freie Radikale durch die BEMER-3000-Magnetfeldtherapie (20) könnte durchaus ebenfalls eine wichtige positive Komponente bei der Therapie der Psoriasis sein. Aus der Erfahrung großer dermatologischer Praxen empfiehlt sich, wenn möglich, die 2 x tägliche Anwendung mit niedrigen bis mittleren Magnetfeldintensitäten und niedriger Lichtintensität über 15 bis 21 Minuten (Olschewski, pers. Mitteilung). Wichtig ist auch, dass sowohl Therapeut als auch Patient von Anfang an auf eine längere, aber letztendlich meist erfolgreiche Behandlung eingestellt sind, wie die Praxis gezeigt hat.

Das **atopische Ekzem**, auch **endogenes Ekzem** oder **Neurodermitis** genannt, ist ebenfalls eine dermatologische Erkrankung mit großer Ausbreitung (ca. 10% der Bevölkerung). Meist beginnt die Erkrankung im 3. Lebensmonat mit einer exsudativen Phase, von der vor allem Gesicht und behaarter Kopf befallen sind. Bei etwa 70% der Kranken sind die Hautveränderungen noch im Erwachsenenalter mehr oder weniger vorhanden. Dann allerdings in Form einer sehr trockenen Haut mit verminderter Talgdrüsenaktivität und einer verminderten Schwitzfähigkeit. Beim Schwitzten tritt Juckreiz auf, der sich speziell beim Tragen von Wolle noch erheblich verstärkt, da die Reizschwelle dadurch deutlich herabgesetzt wird.

Ähnlich wie bei der Psoriasis ist auch bei dieser Erkrankung die Pathogenese noch nicht geklärt. Auch hier sind aber Veränderungen durch autoimmune Cytokine oder Immunmodulatoren in der Diskussion, die eine Immunglobulin E-vermittelte Überempfindlichkeitsreaktion vom Soforttyp auslösen. Die Veranlagung zu dieser Erkrankung wird vermutlich polygen vererbt. Die Polymorphie der Erkrankung führt dazu, dass eine Vielzahl von Therapien ansprechende Ergebnisse zeigen. Die Schulmedizin tendiert zu lokalen oder systemischen Kortikoidtherapien, aber auch Höhentherapie, Hydrotherapien oder reine Lichttherapien bringen manchmal Erfolg.

Fallbeispiel: (Bildbericht von Dr. med. M.-E. O., Fürth)

Patient: weiblich, 4 Monate alt

Diagnose:
Babyakne mit Entwicklung zur Neurodermitis

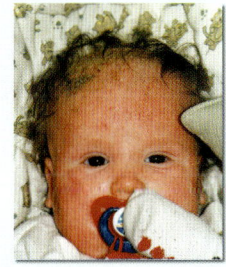

BEMER-SLT - Behandlungsbeginn

Therapie:
BEMER 3000-SLT, begleitet durch Darmsanierung

Applikationsort:
Oberkörper- Kopfbereich, Vorder- und Rückseite

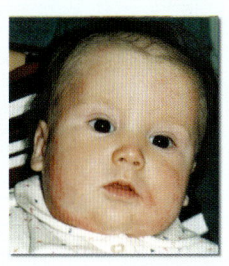

Nach 10 BEMER-SLT - Anwendungen

Anwendungshäufigkeit:
1x täglich, an 2 Tagen pro Woche, über 5 Wochen

Anwendungsparameter:
8 Minuten – Lichtintensität 10 Magnetfeldintensität 3

Fig. 24: BEMER 3000-SLT-Behandlung bei Babyakne

Bemerkungen des Therapeuten: *„Anfänglich ist das Baby sehr unruhig während der Behandlung, ab 3. Woche wird es zunehmend ruhiger und macht einen zufriedenen Eindruck. Man hatte das Gefühl, die Therapie zieht den ganzen Dreck aus der Haut (Verkrustungen brechen auf und Eiter und Lymphe treten aus, dabei gehen die Haare komplett mit aus).“*

Ergebnis: „Danach setzt sofort der Heilungsprozess ein. Obwohl nur 10 Anwendungen verabreicht wurden, ist das Ergebnis sehr zufriedenstellend.“

Die Anwendungsbeobachtungen mit der BEMER 3000-Spezial-Licht-Therapie (BEMER-SLT) zeigt auch bei dieser dermatologischen Erkrankung gute bis sehr gute Resultate. Eine Aktivierung des Immunsystems mit positiver Beeinflussung der Immunmodulatoren könnte auch hier eine entscheidende Rolle spielen (5), ebenso wie die Verbesserung des Metabolismus der Erythrozyten und ihre Stärkung gegen Oxidantien und freien Radikale (20) sowie die Verbesserung eines ersten Schrittes einer Immunreaktion in der Mikrozirkulation (12). Auch hier zeigt die tägliche Anwendungspraxis, dass in den meisten Fällen niedrige bis mittlere Magnetfeldintensitäten in Verbindung mit niedrigen Lichtintensitäten bei 2-mal täglicher Anwendung über 15-21 Minuten die besten Therapieergebnisse bringen. Auch hier ist eine längere Therapiedauer anzusetzen. Selten wird bei diesen Erkrankungen die BEMER-3000-Spezial-Licht-Therapie als Monotherapie eingesetzt, sondern meist mit lokaler Cortikoidtherapie oder immunmodulierenden Medikamenten kombiniert. Zusätzlich ist natürlich die Anwendung des bereits beschriebenen Basisprogramms mit der Spulenmatte als Grundtherapie zur Aktivierung von molekularen Reaktionen und Regelprozessen sinnvoll.

Besonders gute Behandlungsergebnisse zeigt die BEMER-3000-Spezial-Licht-Therapie bei Verrucae oder Warzen. Bei diesen Erkrankungen ist ein Virus als Auslöser dieser Hautveränderungen bekannt.

Fallbeispiel: (Patientenbericht Dr. med. M.-E. O., Fürth

59-jähriger Patient mit massiven plantaren Verrucae an beiden Fußsohlen. Komplikationen waren eine Voroperation und ein Halswirbelsäulentumor, der zu Paraesthesien an beiden Füßen geführt hatte. Eine stationäre Behandlung in einer Hautklinik sowie Spezialeinlagen in Form von Entlastungssoh-

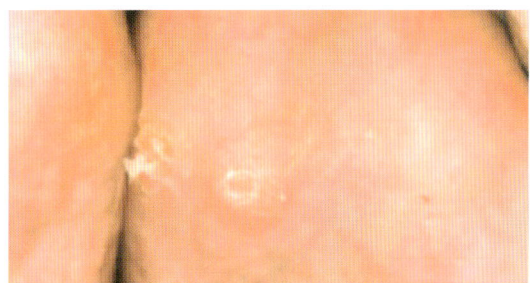
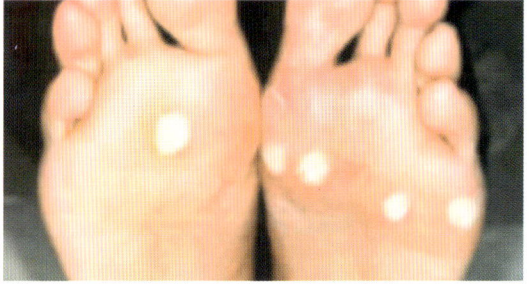

Fig. 25: BEMER 3000-SLT-Behandlung bei Verrucae plantares

len brachten keinerlei Veränderung. Seit April 2002 wurde 2-mal pro Woche das BEMER 3000-SLT-Gerät mit dem Fixprogramm 1 eingesetzt. Später erfolgte eine Steigerung auf Fixprogramm 2. Nach 5 Wochen waren die Hautläsionen abgeheilt. Der Patient ist bis heute erscheinungsfrei.

Die Ursache der besonders guten Heilerfolge bei Viruswarzen dürfte sicher in der immunstimulierenden Wirkung der BEMER 3000-Elektromagnetfeldtherapie begründet sein (5,12). In der Praxis hat sich gezeigt, dass selbst Behandlungen in größeren zeitlichen Abständen (2x pro Woche) in kurzer Zeit zum vollständigen Verschwinden der Warzen geführt haben. Auch hierbei werden, wie die Praxis gezeigt hat, am besten wieder niedrige bis mittlere Magnetfeldintensitäten mit niedrigen Lichtintensitäten gekoppelt. Die Behandlungsdauer ist erfahrungsgemäß wiederum zwischen 15 bis 21 Minuten als optimal anzusehen (Olschewski, pers. Mitteilung).

6.9. Wundheilung

Unter Wundheilung versteht man die Gesamtheit der physiologischen Vorgänge zur Regeneration zerstörten Gewebes bzw. den Verschluss einer Wunde. Hierzu gehören frische Hautverletzungen genauso wie chronische Ulcera, stumpfe Traumen wie schwere Prellungen oder Muskel- und Sehnenverletzungen wie etwa Muskelfaserrisse. Man unterscheidet 3 Phasen der Wundheilung:

1. Die Latenzphase (1.-3. Tag), die wieder unterteilt ist in eine exsudative Phase mit Schorfbildung und eine resorptive Phase mit kataboler Autolyse.

2. Die Proliferartionsphase (4.-7. Tag) mit anaboler Reparation, gleichbedeutend mit Bildung von Kollagen durch die Fibroblasten.

3. Die Reparationsphase (ab dem 8. Tag) in der durch Keratinozyten die Umwandlung von Granulationsgewebe in neues Epithelgewebe oder Narbengewebe stattfindet.

Fallbeispiel: (Patientenbericht von Dr. med. R. Ö., München)

66-jährige Patientin bei Zustand nach Operation eines großen Narbenbruchs und Sekundärinfektion mit Ausbildung einer 7 x 7 cm großer Abszesshöhle und eines ca. 8 cm langem Fistelganges von cranial nach kaudal. Legen einer Drainage und tägliche Spülungen in der Universitätsklinik waren über 3 Monate ohne Heilerfolg. Anwendung der BEMER 3000-Elektromagnetfeldtherapie (7-mal Stufe 6) in der Praxis. Bereits nach der dritten Anwendung war der Klinikarzt bei der Spülung erstaunt über eine beginnende Verkürzung des Fistelgangs und Nachlassen der Sekretion aus der Drainage. Wegen Praxisurlaub wurde die Behandlung unterbrochen und die Patientin zur nächsten Behandlung in 14 Tagen wieder einbestellt. An diesem Tag erschien die Patientin und berichtete hocherfreut, dass eine weitere Behandlung nicht mehr erforderlich sei, da seit 7 Tagen bereits alles gut abgeheilt, der Fistelgang verschlossen und keine Sekretion mehr erfolgt sei. Sie hätte auch keine Schmerzen mehr und die Ärzte in der Universitätsklinik stünden vor einem Rätsel. Eine Inspektion bestätigte die reizlose Abheilung.

Die außerordentlich guten Ergebnisse der BEMER 3000-Elektromagnetfeldtherapie bei der Wundheilung (9) sind durch mehrere nachgewiesene Eigenschaften zu erklären. Besonders der verbesserte Metabolismus der Erythrozyten durch Auffüllen der ATP- und anderer energiereicher Phosphatspeicher (18) ist hier zu erwähnen. Stammen doch die an der Wundheilung beteiligten Zellen aus derselben gemeinsamen Mutterstammzelle wie die Erythrozyten. Folglich dürfte auch der Metabolismus dieser Zellen vom BEMER 3000-Elektromagnetfeld aktiviert werden, obwohl dies noch nicht im Detail bewiesen ist, aber es liegt doch sehr nahe. Dies würde einerseits die Thrombozyten betreffen, andererseits aber auch die Granulozyten und Keratinozyten. Die in Experimenten festgestellte Verbesserung der Fliesseigenschaften des Blutes sowie auch weitere verbesserte Durchblutungsparameter (13) und der verbesserte Funktionszustand der Mikrozirkulation (12) könnten positive Faktoren darstellen.

6.10. Erkrankungen des Nervensystems

Die multiple Sklerose (MS) ist eine meist schubförmig verlaufende, chronische Erkrankung mit verschiedenartigen neurologischen Symptomen, die meist im frühen Erwachsenenalter (20.-40. Lebensjahr, selten nach dem 50. Lebensjahr) beginnt und bevorzugt Frauen betrifft. Fortschreitende chronische Verläufe der Erkrankung sind ebenfalls bekannt.

Im Anfangsstadium der Erkrankung treten häufig Schleiersehen oder Sensibilitätsstörungen durch entzündliche Beteiligung peripherer Nerven auf. Im fortgeschrittenen Stadium kommt es auch zu spastischen Lähmungen, Blasen- und Darmentleerungsstörungen. Das Gesamtbild der Erkrankung bedeutet in vielen Fällen Invalidität.

Auslösend für das Krankheitsbild sind Entzündungen an den Myelinscheiden des zentralen Nervensystems (ZNS) auf Grund überschießender Autoimmunreaktionen, die letztendlich zu den typischen multifokalen Demyelinisationen führen. Die umschriebenen, kreisrunden „Ausstanzungen" (sog. Entmarkungsherde) dieser isolierenden Schicht führen zu einer Beeinträchtigung der Nervenleitfähigkeit. Dadurch werden – je nach Lokalisation – die verschiedenen neurologischen Ausfallserscheinungen verursacht. Zur Diagnose werden neurologische Untersuchungen, visuell evozierte Potentiale, bildgebende Verfahren wie Magnetresonanztomographie (MRT) und die Liquoruntersuchung herangezogen. Eine Heilung erscheint derzeit noch nicht möglich. In der Therapie setzt man derzeit entzündungshemmende und immunsuppressive Medikamente wie Kortison oder Beta-Interferon ein, die aber nur das Fortschreiten der Erkrankung verzögern.

Fallbericht: (von der Patientin selber) M. E., weiblich – Multiple Sklerose

Krankheitsgeschichte:
1989 Erster Schub und Diagnose MS. Nach guter Remission bleiben Parästhesien und feinmotorische Schwierigkeiten mit den Fingern.

1994 Zweiter Schub: Gehstrecke 2,4 km, dann nach einer Pause Rückweg mit ebenfalls 2,4 km (Weg zum Nairnfall in Kanada).

1995 Abnahme der Gehstrecke auf ca.1,5 km bis 1,0 km.

1996 November, Entfernung der Gebärmutter. Nach fast 3 Wochen im Krankenhaus ist Gehen nur mit Hilfe von Schwestern bzw. einer Unterarmgehhilfe möglich.

1997 Gehstrecke nimmt langsam zu bis auf ca.350 m. 29.05.97: Fieber und deshalb erhebliche Schwierigkeiten beim Gehen.

1998 Zustand stabilisiert sich. Gehstrecke etwa 350 m. Bei Fieber ergeben sich erhebliche Schwierigkeiten mit den Beinen, gleichzeitig vermehrter Harndrang.

1999 Ende Mai Ischias. Vermutlich wegen der einseitigen Belastung durch das Gehen mit nur einer Krücke verursacht. Ständige Schmerzen. Schlafen nur noch auf der rechten Seite mit angezogenen Knien möglich. Erhebliche Schwierigkeiten beim Laufen und Einkaufen. In Geschäften kein langes Stehen möglich (z. B. beim Warten an der Kasse). Das Aufstehen vom Boden gelingt nur noch mit Hilfe von Hockern. Beim Duschen kann zwar das linke Bein angehoben werden, um die Zehen zu waschen, das rechte Bein aber nicht.

2000 Am 10. März Beginn einer vierwöchigen Kur in D-Feldberg.

Am 05.07.00 wird mit der BEMER-Therapie (P2) begonnen. Am 07. Juli kann beim Duschen der rechte Fuß besser angehoben werden. Gleichzeitig wird an diesem Tag wieder 1 Amp.Volon A 40 intrathekal im Klinikum verabreicht. Anschließend sind 4 Tage lang 2 x 4 mg Sirdalud nötig. Am 5.Tag nur noch eine Tablette. Die Oberschenkel werden dadurch so müde, dass Sirdalud völlig weggelassen werden kann. Ab 13. 07. wird BEMER zu Hause jeden Tag 2 x angewendet.

Anwendungsbeobachtung aus einem MS-Zentrum:

Untersucht wurde eine Gruppe mit fünf Patienten. Die Ausgangsleistung der Patienten betrug im Gehtest maximal 30 Meter (Ermüdungsschwelle). Das Bewegungstempo, gemessen auf einem beweglichen Jäger-Laufband, das die Probanden akzeptieren konnten, lag zwischen 2,5 und 4 km/h.

Nach 20 Anwendungen mit BEMER 3000 (täglich 1 Anwendung, mehr war aufgrund von Transportproblemen im Zusammenhang mit diesem Test nicht möglich), bewältigten die Patienten bei gleichem Laufbandtempo im Durchschnitt 400 Meter, also mehr als das Zehnfache der Ausgangsleistung.

Eine Patientin (40 Jahre), die zu Beginn der Behandlung mit dem Bus transportiert werden musste, konnte nach einem Monat Therapie den Weg von ihrer Wohnung zum Therapiezentrum (ca. 2km) zu Fuß bewältigen und begann wieder, ihre Hausarbeiten selbstständig zu machen.

Erkrankungen des Nervensystems sind grundsätzlich durch die Erhöhung der Reaktionsbereitschaft von molekularen und submolekularen Strukturen im menschlichen Organismus (7) positiv beeinflussbar. Besonders bei der Multiplen Sklerose, deren akute Schübe durch rezidivierende Entzündungen an den Myelinscheiden ausgelöst werden, hält anscheinend die BEMER 3000-Therapie zumindest die Progredienz auf. Sicher spielt hierbei die positive Beeinflussung der Körperabwehr sowie die anzunehmende Aktivierung von Reparaturproteinen (5,12) eine entscheidende Rolle. Bei der beschriebenen Abnahme von Spastiken im Bereich der peripheren Muskulatur dürfte auch die Verbesserung von Durchblutungsparametern (13) wie die Desagglomeration der Erythrozyten und die dadurch verbesserten Transporteigenschaften für Sauerstoff und Kohlendioxid sowie der verbesserte Funktionszustand der Mikrozirkulation (12) eine wichtige Rolle spielen. Dies beeinflusst den Stoffwechsel in den Muskelzellen zusätzlich positiv. Die BEMER 3000-Therapie ist bei diesen Erkrankungsformen derzeit als die einzige essentielle Therapie anzusehen.

Polyneuropathien (PNP) lassen sich nach der Ätiologie, der zugrunde liegenden Pathologie und der klinischen Symptomatik unterscheiden. In den Industrieländern stellen der Diabetes mellitus, der Alkoholismus und das Guillain-Barre-Syndrom die häufigsten Ursachen dar. Pathologische Veränderungen sind entweder eine Läsion großkalibriger markhaltiger Nervenfasern, eine Schädigung der Nervenzellkörper, eine primäre Schädigung des Myelins oder eine Vaskulitis. Klinisch imponieren meist eine Hypästhesie, eine Pallhypästhesie, eine Atrophie intrinsischer Fußmuskeln sowie eine Abschwächung der Muskeleigenreflexe an den Beinen. Störungen autonomer Funktionen werden hauptsächlich bei diabetischer Polyneuropathie, bei Amyloidose und beim Guillain-Barre-Syndrom gefunden.

Anwendungsbeobachtung: (Dr. med. M. G., Sonnenberg-Klinik, Bad Sooden-Allendorf)

Hintergrund:

Beim Einsatz potentiell neurotoxischer Zytostatika wie Taxanen, Cisplatin und Vincaalkaloiden ist eine periphere Polyneuropathie (PNP) eine häufige Nebenwirkung, die sich unter einem teilweise sehr heterogenen Beschwerdebild manifestiert. Geprüft wurde der Effekt der BEMER 3000-Therapie bei diesem Beschwerdebild, da in der Literatur bereits Effekte bei diabetischer Polyneuropathie beschrieben worden sind.

Patienten und Methode:

Von 48 eingeschlossenen Patienten waren 44 auswertbar. Es handelte sich überwiegend um Patienten nach Taxol/Carboplatin-Therapie, die in der Folge eine periphere Polyneuropathie der Hände und Füße entwickelt hatten. Behandelt wurde über einen Zeitraum von 4 Wochen. Matte und Intensivapplikator kamen kombiniert zum Einsatz; zweimal täglich die Matte in wöchentlich steigender Stärke von 3 bis 6 sowie einmal täglich der Intensivapplikator konstant mit Programm 2.

Die Evaluierung des Effektes geschah durch Prüfung der Tiefensensibilität mittels C64-Stimmgabeltest, Prüfung des Achillessehnenreflexes sowie der subjektiven Beeinträchtigung des Patienten durch Einstufung auf der visuellen Analogskala analog dem Vorgehen in der Schmerztherapie zu Beginn der Anwendung und bei Abschluss nach 4 Wochen.

Ergebnisse:

Hinsichtlich des Ansprechens kristallisieren sich drei Gruppen von Patienten heraus.

1.   Ansprechen > 50 % = 18 Patienten, entsprechend 40,9 %, diese werden als High-Responder bezeichnet.

2.   Ansprechen 30 bis 50 % = 21 Patienten, dies entspricht 47,7 %, diese werden als Responder bezeichnet.

3.   Ansprechen weniger als 30 % = 5 Patienten, entsprechend 11,4 %, diese werden als Non-Responder bezeichnet.

Damit ergibt sich eine Gesamtansprechrate von 88,6 % (High-Responder + Responder) auf die BEMER 3000-Therapie mit dem gewählten Vorgehen.

Da auch bei den Polyneuropathien pathologische Veränderungen des Myelins als ursächlich anzusehen sind, gelten die für die multiple Sklerose angenommenen Therapiemechanismen auch in dieser Indikation. Der vermehrte Anteil energiereicher Phosphate in den Erythrozyten (18) dürfte auf die Wiederherstellung natürlicher Selbstheilungsprozesse auch im Bereich des Nervensystems Einfluss haben, ebenso natürlich die anzunehmende gesteigerte Expression von Reparaturproteinen (5) und der verbesserte Funktionszustand der Mikrozirkulation (12).

6.11. Erkrankungen des Gehirns

Demenzen, zu denen Hirnleistungsstörungen und Morbus Alzheimer gehören, sind Erkrankungen mit enormen Zuwachsraten in den vergangenen Jahren. Man rechnet allein in Deutschland die Zahl der Alzheimer-Patienten auf 1,5 Millionen Menschen im Jahr 2003. Die Dunkelziffer der Demenzen ist allerdings sehr hoch. Die Demenz kann zwar grundsätzlich in jedem Alter auftreten, wird aber am häufigsten jenseits der sechsten Lebensdekade beobachtet (präsenile und senile Demenz). Hirnorganische Wesensänderungen finden sich bei etwa 5% der über 65-Jährigen. Kernsyndrom der Demenz ist das hirnorganische Psycho- oder Durchgangssyndrom. Im Vordergrund stehen dabei Störungen wie: Konzentrationsschwäche, Gedächtnisstörungen, Wahrnehmungsstörungen, Denkstörungen, Orientierungsstörungen und Affektstörungen, inklusive depressiver oder Angstsymptomatik. Nach Roth (1978, 1986) werden die Demenzen in primäre und sekundäre Demenzen eingeteilt. Zu den primären Demenzen zählen die ätiologisch häufigsten, die primär degenerativen Demenzen vom „Alzheimer-Typ" sowie die vaskulär bedingte Multiinfarkt-Demenz.

Sekundäre Demenzen können infolge von

Infektionen des zentralen Nervensystems, Hirntraumen, raumfordernden Prozessen oder Stoffwechselstörungen hervorgerufen werden. Der Verlauf der primär degenerativen Demenzen vom „Alzheimer-Typ" ist gekennzeichnet durch einen schleichenden Beginn und im Spätstadium oft durch eine erhebliche Progredienz. Eine kausale Therapie ist bis heute nicht bekannt, da die Ursache entweder – trotz erheblicher Forschungsintensitäten – noch unbekannt (Demenz vom Alzheimer-Typ) oder nicht beeinflussbar ist (Multiinfarktdemenz). Eine genetische familiäre Prädisposition ist bei 10% der Erkrankungen bekannt.

Fallbeispiel: (Patientenbericht Dr. med. J. D., Bern)

69-jährige Patientin mit seit einigen Monaten zunehmenden Merk- und Orientierungsstörungen. Sie konnte Angehörige noch wiedererkennen, fand sich aber in ihrer Umgebung und Wohnung nicht mehr zurecht. Ein MMSE (Mini mental state examination) ergab im Juni 2002 einen Score von 17 Punkten, gleichbedeutend mit einer Demenz im Stadium I–II. Die Patientin litt außerdem auch noch an einer massiven schmerzhaften Coxarthrose. Die eingeleitete Therapie mit dem BEMER 3000-Elektromagnetfeld sollte vor allem der Besserung dieser Erkrankung dienen. Nach einer Behandlungszeit von 6 Wochen war eine deutliche Besserung der Schmerzsymptomatik eingetreten. Gleichzeitig berichteten die Angehörigen aber auch von einer Besserung der Demenzsymptomatik. Das Ergebnis eines MMSE-Tests nach weiteren 6 Wochen zeigte eine Scoreverbesserung um 2 Punkte. Unter gleichbleibender BEMER 3000-Therapie ergab ein weiterer Test nach einem Jahr einen unverändert zufriedenstellenden Zustand der Patientin. Da bereits die Verzögerung der Progredienz bei dieser Erkrankung als Therapieerfolg zu werten ist, erscheint mir die BEMER 3000-Therapie in diesem

Falle als eine sehr wirksame Behandlung und mit den besten Ergebnissen medikamentöser Therapien gleichzusetzen.

Die Ursache der Erkrankung ist heute biochemisch als eine Störung des kortikalen cholinergen Systems mit einer Verminderung der Cholinacetyltransferase und einer verminderten Acetylcholinsynthese des Gehirns bewiesen. Beide Veränderungen bedeuten eine Reduktion von Acetylcholin, einer wichtigen Transmittersubstanz, im Gehirn. Die grundlegende Aktivierung molekularer Reaktionen und Regelprozesse (7) muss auch bei diesen Krankheiten als ursächlich für die positive Wirkung der BEMER 3000-Therapie angesehen werden. Selbstverständlich bieten auch die verbesserten Durchblutungsparameter (13) und Fließeigenschaften des Blutes, die verbesserte Funktionslage der Mikrozirkulation (12) und die Beladung der Erythrozyten mit energiereichen Phosphaten, bei gleich bleibender Hämoglobin–Sauerstoff-Affinität (18), eine mögliche Erklärung. Auch die vermutete Aktivierung eines Promotors von Reparaturproteinen könnte eine Rolle spielen (5).

6.12. Erkrankungen der Psyche

Die Depression ist gerade in unserer Zeit der menschlichen Vereinsamung eine häufige ärztliche Diagnose. Es handelt sich dabei um einen Oberbegriff für eine Gruppe affektiver Störungen unterschiedlicher Ätiologie und Schweregrade, die mit mannigfachen, im Alter oft auch somatischen, Symptomen einhergehen und in der Regel traurige Verstimmtheit und Antriebsarmut aufweisen. Das klinische Bild der Depression oder depressiven Verstimmung zeigt häufig Interesseverlust, Müdigkeit, Energieverlust, Konzentrationsstörungen, psychomotorische Unruhe, Schlafstörungen, Gewichtsverlust, Gefühle von Wertlosigkeit und wiederholte

Gedanken an Tod oder Suizid. Die Selbstmordrate ist bei dieser Art von affektiver Störung hoch, besonders bei Männern im Alter von über 60 Jahren. Selbstmorde mit appelativem Charakter sind eher selten. Grundstein der Diagnose sind Anamnese, Fremdanamnese und körperliche Untersuchung. Depressionsskalen (z. B. nach Hamilton oder Yesavage) können nützlich sein. Von Bedeutung ist der Ausschluss anderer psychiatrischer Erkrankungen, obwohl in einigen Fällen ein gleichzeitiges Bestehen von Depression und anderen psychiatrischen Erkrankungen (z. B. Demenz) auch möglich ist.

Fallbeispiel: (Fallbericht von Heilpraktikerin E. P.)

44-jährige Patientin, die seit Jahren wegen massiver beruflicher Anspannung eine ausgeprägte Depression entwickelte. Sie ist wegen dieser Depression seit einiger Zeit bei einer Heilpraktikerin in Behandlung. Von einer Bekannten wurde sie auf die BEMER 3000-Elektromagnetfeldtherapie aufmerksam gemacht und versuchte diese entsprechend den Anwenderhinweisen. Bereits nach 3 Anwendungen mit der Stufe 3 für 8 Minuten fühlte sie sich wie ausgewechselt. Sie wendete die Therapie weiter an und entschloss sich dann zum Kauf der BEMER Matte. Seither „liebt" sie ihre Matte und möchte sie nicht mehr missen. Die behandelnde Heilpraktikerin „kennt" ihre Patientin nicht wieder.

In den Fällen, in denen chronische Schmerzen oder organische Erkrankungen mit somatischen Störungen Ursache der Depression sind, stellt die BEMER 3000-Therapie eine sinnvolle Ergänzung einer Behandlung der Erkrankung dar, da sie die Auslöser dieser Depression durch die generelle Aktivierung von Regel- und Selbstheilungsmechanismen (7) bessert. Durch die verbesserte Organfunktion und die dadurch erzielte Leistungsverbesserung des Organismus fühlt sich der Patient wohler und hat dadurch keine Basis mehr für traurige Verstimmt-

heit. Die verbesserte Mikrozirkulation (12) könnte des weiteren die metabolische Situation der beteiligten organischen Strukturen begünstigen.

6.13. Traumatologie

Die Traumatologie ist im Wesentlichen ein Teilgebiet der Chirurgie, das sich mit schweren Verletzungen nach Unfällen, aber auch mit deren Verhütung befasst.
Es gibt aber auch in der Sportmedizin ein eigenes Gebiet der Sporttraumatologie, welches sich mit den Sportarten, ihren typischen Verletzungen und deren Behandlungen befasst. Natürlich stehen dabei Heilungsprozesse, Schmerzlinderung und schnelle Rehabilitation im Mittelpunkt des Interesses.

Fallbeispiele: (Fallberichte von Dr. med. W. B.; Pfaffenhofen)

59-jähriger Patient, bei dem im Februar 2000 im Großklinikum Großhadern in München eine Bypass-Operation durchgeführt wurde. Postoperativ verheilte das Brustbein nicht und es bildete sich eine Strenumpseudarthrose. 15 Monate wurde der Patient in namhaften Kliniken und Schmerzzentren im Großraum München ohne Erfolg behandelt. Starke Schmerzen bei Bewegungen, Husten und Niesen, im Stehen wie im Liegen, bestimmten sein Leben. Erträglich gestalten konnte er seinen Zustand nur durch die häufige Einnahme hoher Dosen von verschiedenen Schmerzmitteln. Weiterhin erhielt er Medikamente zum Knochenaufbau ohne erkennbare Heilungsfortschritte. Im Juni 2001 wurde mit einer BEMER 3000-Therapie begonnen, nachdem vorher mittels Ganzkörperszintigraphie die unveränderte Diagnose einer Strenumpseudarthrose nochmals gesichert wurde. Bereits 14 Tage nach Behandlungsbeginn konnten erste Dosisreduktionen der Schmerzmittel durchgeführt werden und im weiteren Verlauf entsprechend fortgesetzt werden. Nach 8 Wochen Therapie benötigte der Patient keine Schmerzmittel mehr. Eine erneute Ganzkörperszintigraphie nach 12 Wochen bestätigte eine vollständige Verheilung der Pseudarthrose. Der Patient ist bis heute beschwerdefrei.

17-jähriger Leichtathlet mit Spezialisierung auf Zehnkampf verletzte sich 8 Tage vor den bayerischen Jugendmeisterschaften. Er zog sich bei Speerwurfübungen bei nassem Anlauf eine Adduktorenzerrung im Bereich des linken Oberschenkels zu. Als einzige Therapie wurde 4-mal täglich das Programm 4 der BEMER 3000-Therapie mittels Intensivapplikator über der Verletzungsstelle angewendet. Eine eingehende Untersuchung nach 7 Tagen, einen Tag vor dem Beginn des Wettkampfs, zeigte völlige Beschwerdefreiheit. Der Athlet konnte den Wettkampf über alle 10 Übungen schmerzfrei durchführen und stellte dabei in 8 von 10 Teildisziplinen neue persönliche Bestmarken auf, was gleichzeitig den Gewinn des Vizemeistertitels bedeutete.

Gerade im Bereich der Traumatologie hat die BEMER 3000-Therapie wissenschaftlich nachgewiesene Wirksamkeit: Die Knochenheilung wird gefördert, Heilungsprozesse von Haut und Muskeln werden aktiviert (7, 9, 11, 12, 13, 18, 23) und insgesamt wird die Rehabilitation beschleunigt und unterstützt. Dabei spielen die verbesserte Funktionslage der Mikrozirkulation und anderer Durchblutungsparameter, die vermehrte Expression eines Promotors von Reparaturproteinen und die Erhöhung energiereicher Phosphate in den Erythrozyten eine entscheidende Rolle.

7. BEMER 3000-Elektromagnetfeldtherapie in der Geriatrie

Die Geriatrie ist per definitionem die Lehre von den Krankheiten des alten Menschen oder die Altersheilkunde. Dieser Definition liegt die Vorstellung zu Grunde, dass der Lebenszyklus des Menschen in 3 aufeinanderfolgende Phasen eingeteilt ist, nämlich Wachstum, Reife und Alter. Ein solches Schema entspricht jedoch nicht der biologischen Realität.

Eigentlich beginnt nämlich schon vom Ende der Wachstumsperiode an eine langsam schleichende Schwundphase für unsere aktive metabolische Masse. Parallel dazu beginnt ebenfalls schon sehr früh die funktionelle Involution. Allerdings leiden nicht alle Funktionen in gleicher Weise unter der Auswirkung des „Alterns".

Ganz allgemein altern die ausführenden Organe schneller als die integrierenden Systeme - ganz besonders jene, welche die Homöostase des Organismus aufrecht erhalten. Sie müssen nämlich in jedem Alter die Konstanz des inneren Milieus sicherstellen. Wenn diese Systeme beim älteren Menschen einer Belastung, einer besonderen Überforderung oder irgendeiner Art von Stress ausgesetzt sind, so können sie nur langsamer und mit vermehrter Anstrengung die Ausgangssituation wiederherstellen. Ein gutes Beispiel für ein ausführendes Organ ist die Linse, deren Akkomodationsvermögen vom Kindesalter bis zum hohen Alter linear abnimmt, aber auch der Bewegungsapparat ist sehr früh betroffen und seine Leistungen mindern sich regelmäßig und deutlich.

Allerdings ist die individuelle Geschwindigkeit dieser Prozesse des Alterns unterschiedlich und von 4 Hauptgründen abhängig: genetische Ursachen, fehlende oder schlechte Funktionsausübung, Risikofaktoren und interkurrente Erkrankungen.

Alle genannten Ursachen führen zu einem Mehraufwand der Systeme des Organismus im Prozess der Wiederherstellung des natürlich festgelegten optimalen Funktionszustandes. Gerade der bereits im Involutionsprozess weit fortgeschrittene Organismus kann sich dabei schnell erschöpfen. Da alle diese Regelmechanismen Energie benötigen, bedeutet das speziell für den alten Menschen einen besonderen Bedarf an diesen Energien.

7.1. Anwendung im häuslichen Bereich

Speziell wegen seiner außerordentlich einfachen Bedienbarkeit und Funktionalität sind die BEMER 3000-Komplettsysteme für die Heimanwendung besonders geeignet.

Fallbeispiel: (vom Patienten selber) H. T., Alter 68 Jahre

Zunächst möchte ich die Erfahrungen schildern, die meine Frau mit BEMER 3000 gemacht hat. Meine Frau hatte über viele Wochen nach einem Sturz erhebliche Probleme mit der rechten Hüfte. Sie hatte unentwegt starke Schmerzen. Röntgenaufnahmen und Dichtemessungen des Skeletts zeigten keine erkennbaren Ursachen. Die Beschwerden waren so stark, dass meine Frau die Treppen im Haus nur mühsam empor gehen konnte. Ärztliche Hilfe versagte.

Nach regelmäßiger (morgens und abends) Anwendung mit BEMER 3000 verspürte sie bereits nach zwei Wochen deutliche Linderung ihrer Beschwerden. Inzwischen ist es ihr möglich, die 27 Treppenstufen vom Keller bis zum Obergeschoss unseres Hauses beschwerdefrei, ohne sich an das Treppengeländer halten zu müssen, zu bewältigen. – Ein großartiger Erfolg! Auch die seit langem bestehenden Schmerzen – Diagnose Arthrose – in den Händen und Handgelenken sind deutlich gemildert.

Zu meinem Problem: Seit einigen Jahren leide ich an einem Nackenwirbelsyndrom. Drei Ärzte verschiedener Fachgebiete erklärten mir, hier handele es sich um starke Verschleißerscheinungen, altersbedingt. Ich bin inzwischen 68 Jahre alt – eine Heilung des Leidens sei deshalb ausgeschlossen. Deutlich mehr als 80 Spritzen im Bereich des Nackens brachten keine wesentliche Besserung. Ich wandte mich an einen Schmerztherapeuten. Danach habe ich über viele Monate hinweg mit der „TENS"-Methode gearbeitet. Der Schmerz sollte durch elek-trischen Strom von den Nerven abgeleitet werden, aber auch hiermit konnte ich nur Anfangserfolge erzielen.

Nun benutze ich genauso intensiv wie meine Frau die BEMER-Matte – die Erfolge sind verblüffend. Ich bin oft über Stunden hinweg schmerzfrei – Schmerzen lindernde Mittel nehme ich nicht mehr.

Ein zweites Problem sind die Schmerzen in meinem rechten Kniegelenk. Die Röntgenaufnahmen ließen keine Fraktur oder andere Veränderungen des Kniegelenks erkennen. Deshalb wurde auf Anordnung meines Hausarztes (Internist) eine radiologische Untersuchung durchgeführt. Die Schichtaufnahmen des Knies zeigten zwar keine Absplitterung an der Kniescheibe, aber Verknorpelungen am Gelenk.

Der Arzt empfahl eine Operation, die ich jedoch ablehnte, weil ich bis jetzt gute Heilerfolge mit der BEMER-Therapie habe. Auch kann ich mich im Haus ziemlich schmerzfrei bewegen, selbst kleinere Spaziergänge sind wieder möglich.

Zusammenfassend ist zu sagen, dass meine Frau und ich mit der BEMER-Therapie gute bis sehr gute Erfahrungen gemacht haben. Selbst unsere Schlafstörungen haben sich deutlich gebessert.

Fallbericht: (vom Patienten selber) N. A., Alter 82 Jahre

Nach sehr starkem Rheuma und zwei schweren Operationen war ich im September 1999 auf dem Nullpunkt und musste Cortison einnehmen, um einigermaßen über die Runden zu kommen. Am 12. Februar 2000 kaufte ich die BEMER 3000-Matte. Die BEMER - Anwendung erfolgte so:

Je 1x am Tag je 1 Woche Stufe 1 – Stufe 2 – Stufe 3 – Stufe 4 – Stufe 1. usw.

Nach drei Monaten Anwendung sagte mir der

Arzt, mein Blut sei wieder völlig in Ordnung und ich könne sogar mit dem Cortison aufhören. Da ich keine Medikamente mehr einnehmen musste, konnte ich mich dank der BEMER 3000-Matte zusehends erholen.

Nach einem Jahr BEMER 3000-Therapie kann ich dank zurückgewonnener Beweglichkeit die ganze Woche aktiv sein und wenn ich möchte, die ganze Woche kochen, meine Kleider mit der Nähmaschine ausbessern und vieles mehr...

7.2. Anwendung in Alten- oder Pflegeheimen

Fallbeispiel: (Beobachtungsstudie in einem Altenpflegeheim) Dr. med. D. S., Pergine Valsugana, Italien)

Im Zeitraum von Januar bis Mai 1999 wurden fünf Patienten entsprechend folgender Fähigkeiten beobachtet:

* *Bewegungsfähigkeit*
* *Selbstständiges Anziehen*
* *Selbstständiges Baden*
* *Stuhl- und Harnkontinenz*
* *Selbstständig zur Toilette gehen*
* *Selbstständige Nahrungsaufnahme*

Alle Patienten waren zu Beginn der Beobachtung hinsichtlich aller Kriterien deutlich eingeschränkt oder konnten sie gar nicht erfüllen. Während der BEMER 3000-Therapie verbesserten sich alle Patienten in ihren Fähigkeiten. Nach dem 5. Monat konnten zwei Patienten wieder alles selbstständig ausführen, drei Patienten waren jeweils noch in einer Fähigkeit eingeschränkt. Insgesamt ergab sich eine deutliche Verbesserung der Lebensqualität aller Patienten und eine erhebliche Entlastung des Pflegepersonals.

Insbesondere im höheren Alter ist die Aktivierung der Regelprozesse des Körpers (7) von ausschlagge- bender Bedeutung. Zusätzlich fördern die verbesserten Durchblutungsparameter (13), die Verbesserung des Funktionszustandes der Mikrozirkulation (12) und die Zunahme an energiereichen Phosphaten in den Erythrozyten bei gleich bleibender Hämoglobin-Sauerstoff-Affinität (18) zusammen mit der angenommenen vermehrten Expression von Reparaturproteinen alle Heilungsvorgänge (5, 9, 11, 12) und die Schmerzlinderung (4).

8. BEMER 3000-Elektromagnetfeldtherapie im Sport

Jede sportliche Aktivität bedeutet zwangsläufig eine – mehr oder weniger intensive – Aktivierung des gesamten körperlichen, organischen Systems eines Menschen, verglichen mit dem Zustand normaler Bewegungsaktivität und Belastung oder gar mit dem Ruhezustand. Nur der Grad der Intensität von körperlicher Aktivierung macht letztlich den Unterschied zwischen Leistungs-, Hobby-/Amateursport und Freizeitsport aus. Wir können auch vom Grad der Belastung sprechen, der ein Aktiver, sei er Profi oder Amateur, beim Sport auf natürliche Weise ausgesetzt ist oder der er sich willentlich in besonderem Maß aussetzt, wenn und indem er an seine Leistungsgrenzen geht.

Die Fähigkeit, die eigenen, momentanen Leistungsgrenzen sicher zu erkennen und sich darauf einzustellen, um Überlastungen und in der Folge körperliche Schädigungen zu vermeiden, ist nicht jedem Sportler gegeben. Viele Profi- und Leistungssportler gehen in diesem Zusammenhang sicher bewusster und in gewissem Sinn auch sorgsamer mit sich und ihrem Körper um als Freizeitsportler, denn für viele Profisportler stellt ihr Körper und seine Leistungsfähigkeit ihr wichtigstes Kapital dar, das verantwortungsvoll eingesetzt und gepflegt werden muss.

Dennoch zeigen sich auch im Aktiven-Sport unterschiedliche, offenkundig individuell zu definierende Grenzen der Belastbarkeit und der Leistungsfähigkeit.

Wir haben grundlegend zu unterscheiden zwischen exogen, d. h. durch äußere Ursachen bedingte Beschwerden und Verletzungen, die die Leistungsfähigkeit des Sportlers abrupt einschränken bzw. einen Sportler zur vollkommenen Ruhe zwingen können und endogen, d. h. durch die Funktion und Leistung innerer Organe und deren Regelmechanismen bedingte Leistungs- und Belastbarkeitsgrenzen.

Unterschiede in Einsatz- und Leistungsfähigkeit von Sportlern sind letztlich mit der unterschiedlichen Konstitution zu erklären, welche durch mehrere Faktoren bestimmt wird. Dazu gehören die organische Gesundheit und Funktionsfähigkeit, insbesondere des Herz-Kreislauf-Systems, die konstitutionelle körperliche Funktionsfähigkeit und Belastbarkeit von Muskeln, Sehnen, Bändern, Knochen und Gelenken, also des so genannten Haltungs- und Bewegungsapparates und schließlich das energetische Potenzial, das durch die mentale Stärke und die schnelle Aktivierung von körpereigenen Regulationsvorgängen gekennzeichnet ist.

Die BEMER 3000-Therapiesysteme sind durch die nachgewiesenen Wirkungen wie die Verbesserung von Durchblutungsparametern und Mikrozirkulation (12), Vermehrung energiereicher Phosphate in den Erythrozyten (18), geringere Zerstörung oder Läsionen von Muskelzellen bei Belastung (23) und Verlängerung der allgemeinen Muskelbelastungsfähigkeit durch Verlängerung der Zeit bis zur wahrgenommenen Erschöpfung (10) geradezu für den Einsatz im Sport prädestiniert. Dies gilt nicht nur für den Einsatz im Leistungssport, sondern auch im Behinderten- und Breitensport. Natürlich ist dabei auch der Einsatz in der Rehabilitation und Verletzungsnachbehandlung unterstützend oder als Basisbehandlung ein wichtiger Einsatzbereich.

Diese Faktoren zusammen ermöglichen Höchstleistung durch Optimierung der für einen perfekt funktionierenden Organismus und seinen Stoffwechsel notwendigen molekularen Regulationsprozesse und ihre schnelle energetische Aktivierung.

Beispielhaft dokumentiert das die Erfahrung der Europameisterin, Weltmeisterin, Weltrekordlerin und Olympiasiegerin 2002 im Eisschnelllauf, Claudia Pechstein aus Berlin. Sie fasst zusammen: *„Ich setze BEMER hauptsächlich zur beschleunigten körperlichen Regeneration nach dem Training ein. Dies kommt mir bei den intensiven Beanspruchungen und im Höhentrainingslager sehr zugute. Ich habe den Eindruck, dass sich durch die schnelle Erholung meine Leistungsfähigkeit stabilisiert und mein Immunsystem und die körperlichen Abwehrkräfte positiv beeinflusst werden. Durch die kürzeren Regenerationsphasen verringert sich auch mein Verletzungsrisiko und die Wahrscheinlichkeit von Übertrainingserscheinungen nimmt ab. – Ich halte den Einsatz von BEMER 3000-Therapie im Sport für sehr sinnvoll ...“*

8.1. Die Anwendung im Leistungssport

Erfahrungsbericht von Günter Traub, Sankt Moritz (Schweiz):

Günter Traub war von 1956–1969 39-facher Deutscher Meister im Eis- und Rollschnelllauf, er hat 42 deutsche Rekorde erzielt, 15 Weltrekorde, 4 Weltmeistertitel gewonnen und ist Träger des „Silbernen Lorbeerblattes", verliehen vom deutschen Bundespräsidenten. Im Februar 1999 fanden in Seinäjoki (Finnland) die 8. Senioren-Weltmeisterschaften im Eisschnelllauf statt. Günter Traub konnte in seiner Altersklasse den Weltmeistertitel erringen und dabei erstaunliche neue Weltrekorde aufstellen.

Schon im Januar 1999, während meines zeitlich limitierten Trainingsaufenthalts in Davos auf der 400-m-Eisschnelllaufbahn, habe ich BEMER 3000 regelmäßig zweimal täglich angewendet. Ich stellte fest, dass ich dadurch – im Gegensatz zu den anderen Eisschnellläufern meiner Altersgruppe – ein wesentlich intensiveres und umfangreicheres Trainingsprogramm absolvieren konnte. Und ich hatte den Eindruck, dass ich vor allem auch durch die abendliche Applikation auf Stufe 1 oder 2 eine tiefere und bessere Schlafqualität erzielen konnte. Damit wiederum war vor allem eine, beschleunigte Regeneration des gesamten Zellstoffwechsels, vor allem auch der beanspruchten Muskulatur und des gesamten Bewegungsapparates, verbunden. Dies bedeutete ein höheres Leistungspotenzial. Bereits im Januar konnte ich bei internationalen Testwettkämpfen in Davos hervorragende Zeiten erreichen. Ich erzielte am 23. Januar über 5000 m mit 8:11,28 eine Zeit, die sogar fast 1 Sekunde besser war als meine 5000-m-Zeit, die ich anlässlich meines 1. Weltrekords im Großen Vierkampf am 19. Januar 1963, also vor 38 Jahren, in Madonna di Campiglio aufgestellt hatte.

14 Tage vor meinem WM-Start in Finnland erwischte mich ein Grippe-Virus. So flog ich mit gemischten Gefühlen nach Finnland. Nach Rücksprache mit Liechtenstein nahm ich das kleine sehr handliche BEMER 3000-Steuergerät und den Intensivapplikator in meinem Reisegepäck mit. Da es zwei Tage vor dem 1. Starttag aussergewöhnlich kalt war, bekam ich ausgerechnet in der Nacht vor meinem ersten Rennen, der schwierigen Sprintstrecke, einen Hexenschuss. Noch am gleichen Tag, 5 Stunden später, musste das 3000-m-Rennen gelaufen werden. Zwischen diesen beiden Strecken behandelte ich mich in der Kreuzbein-Gegend und am rechten und linken inneren Gluteus maximal 20 Minuten mit dem Intensivapplikator auf der 4. Intensiv-Stufe.

Nach dieser Behandlung fühlte ich mich sehr viel besser. Die Schmerzen, die bei den Bewegungen auftraten, waren verschwunden, und ich hatte ein sehr gutes, leichtes Gefühl in meiner unteren Lendenwirbel-, Kreuzbein-, Bein- und Gesässmuskulatur.

Ich konnte sowohl das 3000-m-Rennen als auch das am Tag darauf folgende 1500-m-Rennen gewinnen (ich wendete jedes Mal ca. 2 Stunden vor den weiteren Starts den Intensivapplikator an.) Auch beim 5000-m-Lauf, der längsten Strecke, holte ich mir am übernächsten Tag den Sieg mit fast 20 Sekunden Vorsprung vor meinem nächsten Konkurrenten.

Zu Hause in St. Moritz benutze ich weiterhin täglich die BEMER 3000-Therapie und empfehle sie aus eigener Erfahrung allen Teilnehmern meiner alpinen Bewegungstrainings-Seminare zur Erprobung.

Bericht von Armin Dirschauer, Dozent für Sportphysiotherapie an der Sporthochschule Köln (Deutschland)

.

Einzelathleten und Spielerinnen und Spieler des GVO Oldenburg erhielten nach „Abwärmen"/Auslaufen und Dehnen bzw. Ausschwimmen sportphysiotherapeutische Betreuung nach Wettkämpfen und Spielen und legten sich anschließend 20 Minuten auf das elektromagnetische (BEMER 3000) Feld zur Entmüdung und Regeneration der muskulären-bindegewebigen Gelenkanteile. Subjektiv äußerten die Betreffenden Kribbel-, Wärme- und Entspanunggefühl (kein Schwere-, sondern annährend ein Schwebegefühl). Objektiv konnte das „Kribbelgefühl" (Sensibilitätsbereich) ausschließlich in den sportspezifischen Belastungsbereichen lokalisiert werden. Die Tonusregulierung der Muskulatur wurde durch Palpation (Tastuntersuchung mit einem oder mehreren Fingern, auch bimanuell) der Körperoberfläche oder zugänglicher Körperhöhlen („Austastung") zur Beurteilung von Konsistenz, Elastizität, Beweglichkeit, Schmerzempfindlichkeit etc. und Muskelfunktionstest vor und nach der Anwendung überprüft und konnte in der Regel bestätigt werden.

Im Vergleich zum Vorjahr (1999) konnte bei gleichartigen Sportveranstaltungen ein deutlicher Rückgang der sportartspezifischen Überlastungsbeschwerden der Sportler und Sportlerinnen festgestellt werden.

Beispielhafte authentische Erfahrungen:

In der Saison 1997/98 setzte die Fußballmannschaft des FC Zürich die BEMER 3000-Elektromagnetfeldtherapie zur Prophylaxe ein. Mit einem deutlichen Effekt: Die Zahl der Verletzungen war in dieser Saison signifikant geringer als in den Jahren zuvor.

Der polnische Leichtathlet und Weltklasse-Hochspringer Partyka erreichte mit der Anwendung der Elektro-Magnetfeldtherapie eine Verkürzung der üblichen Aufwärmphase um ca. 40%.

Schreiben des Nationaltrainers - Lauf - des Schweizer Leichtathletik-Verbandes

Lieber Herr Schmidt,

vorerst noch einmal vielen lieben Dank für all Ihre Bemühungen und die großzügige Unterstützung im Olympiajahr!

Dann wie versprochen noch ein kurzes Feedback bezüglich der ersten Erfahrungen mit dem BEMER 3000 im Trainingslager in Potchefstroom (Südafrika), an dem 14 AthletInnen aus dem Schweizer Leichtathletik-Verband teilnahmen (Hinreise am 4. Januar 2004, die erste Gruppe kehrt am Wochenende zurück, eine weitere Gruppe bleibt bis am 11. Februar).

Wir waren in zwei so genannten „Guest"-Häusern untergebracht. In beiden Häusern lagen je zwei Matten zum Gebrauch zur Verfügung, nachdem ich die beiden Gruppen im Vorfeld detailliert über Theorie und Praxis von BEMER 3000 informiert und auf die diversen Anwendungsmöglichkeiten aufmerksam gemacht hatte.

Von den AthletInnen hatte bislang noch niemand Erfahrungen mit Elektromagnetfeldtherapien gemacht. Insgesamt schien man recht interessiert und gespannt, harrte dem «Experiment» aber durchaus auch mit einer gehörigen (und vielleicht ja auch nicht ungesunden) Portion Skepsis.

Diese schien sich dann allerdings recht schnell zu zerstreuen, als sich die ortsansässige und im Spitzensport erfahrene Physiotherapeutin bass erstaunt zeigte, wie schnell sich ein Athlet von den Trainingsstrapazen und einer leichten Blessur erholt hatte, und dieser diesen Umstand schließlich nur auf die Nutzung von BEMER 3000 zurückführen konnte. Der Run auf die Matten nahm seinen Beginn (und schien oft das «härteste» am Training... !) Schließlich nutzten alle die Vorteile des Systems und waren alle letztlich begeistert, wobei im Nachhinein natürlich immer schwierig zu beurteilen ist, wie man sich wohl ohne BEMER von den Trainings-Strapazen erholt hätte, weil ein direkter Vergleich mit/ohne ja dann fehlt. Immerhin kann festgehalten werden, dass die Erfahrungen offenbar so gut waren, dass niemand an einem solchen Vergleich interessiert war und niemand mehr wissen wollte, wie's ohne eigentlich wäre... ! Zudem schien mir auf Grund langjähriger Erfahrungen und intensiver Beobachtungen, dass insbesondere bei leichten Blessuren (Knochenhautentzündungen, Sehnenreizungen, Verhärtungen) der BEMER wahre Wunder wirkte. Auch internationale Gäste zeigten sich vom System begeistert, wobei auch da auffiel, dass gewisse AthletInnen auf Anhieb ansprechen und begeistert sind, andere hingegen lange Zeit behaupten, gar nichts zu spüren. Auch sie liegen dann aber in der Regel regelmäßig auf der Matte... !

Insgesamt habe ich ein paar recht spannende Beobachtungen und aufschlussreiche erste Erfahrungen gemacht. Ich bin sehr gespannt auf die Nachhaltigkeit und die Langzeitwirkung im Trainingsalltag.

Noch einmal vielen herzlichen Dank für alles, wir bleiben in Kontakt und Sie hören wieder von mir!
Mit besten Wünschen und lieben Grüßen
Christoph Schmid, Nationaltrainer Lauf im SLV

Liste von Leistungssportlern, die regelmäßig die BEMER 3000-Therapie anwenden:

Bartko, Robert (Deutschland), Doppelweltmeister 1999 im Bahnradsport

Weis, Heinrich (Deutschland), Weltmeister 1997 im Hammerwerfen

Lindberg, Bennie (Schweiz) Mehrfachsieger im Gigathlon, zuletzt 2004

Kielgaß, Kerstin (Deutschland), Weltmeisterin 1998 im Schwimmsport

Müller, Peggy (Deutschland), Juniorenweltmeisterin 1998 im Mittelstreckenlauf

Matthes, Simone (Deutschland), Europa- und Weltmeisterin im Hammerwerfen

Bernhard, Olivier (Schweiz), zweifacher Weltmeister im Duathlon

Hecht, Raimund (Deutschland), Spitzenathlet im Speerwerfen

Kobs, Karsten (Deutschland), Weltmeister 1999 im Hammerwerfen

Künzel, Michael (Deutschland), Weltmeister im Eisschnelllauf

Heeb, Barbara (Schweiz), Weltmeisterin im Straßenradsport

Rey-Bellet, Corinne (Schweiz), Weltcupsiegerin im Skirennlauf /Super G.

Pauli, Gabi (Deutschland), Vizeweltmeisterin im Wintertriathlon

Erdmann, Susi (Deutschland), Weltmeister 2003 im Damenbob

Prokoff, Sandra (Deutschland), Vizeweltmeister 2003 im Damenbob

Martini, Cathlen (Deutschland), 3. Weltmeister 2003 im Damenbob

Hoppe, Wolfgang (Deutschland), 8-facher Weltmeister, Olympiasieger im Bob

Langen, Christoph (Deutschland), 8-facher Weltmeister, Olympiasieger im Bob

Fessel, Nicole (Deutschland), Juniorenweltmeisterin im Skilanglauf – Sprint 2003

Wies, Gerhard (Deutschland), Rollstuhlsportler, Weltmeister und Olympiasieger

Schrenk, Thomas (Deutschland), Welt- und Europameister im Wintertriathlon 2003

Wingenfeld, Sascha (Deutschland), Vizeweltmeister 2003 im Wintertriathlon

Marcus, Enders (Deutschland), Skilanglauf, Berglauf, Nationalmannschaft

Leo, Zirkelbach (Deutschland), Vizeweltmeister Hobbyklasse 2003 im Mountainbiking

Küchler, Bernd (Deutschland), Triathlon, Teilnehmer Ironman

Federer, Roger (Schweiz), Weltranglistenerster der ATP im Tennis

Frischknecht, Thomas (Schweiz), Weltmeister im Mountainbiking

Kratochvil, Michael (Schweiz), Weltrangliste der ATP im Tennis

Kundert, Andreas (Schweiz), Vizeeuropameister im Hürdensprint

Möbes, Karin (Schweiz), mehrf. Weltmeisterin im Wintertriathlon

Wolf, Brigitte (Schweiz), Weltmeisterin im Orientierungslauf

Klingler, Nicole (Liechtenstein), Europameisterin im Tri-/Duathlon

Büchel, Marco (Liechtenstein), Vizeweltmeister Riesenslalom, Ski alpin

Clavadetscher, Andrea (Schweiz), Sieger race across America, Radsport

Schärer, Christian (Schweiz), Sieger Americas Cup, Team Alinghi, Segeln 2003

Pesko, Manuela Laura (Schweiz), Weltcupsiegerin im Snowboard Halfpipe 2003

Riedel, Lars (Deutschland), mehrf. Weltmeister, Olympiasieger Diskuswerfen

Niemann-Stirnemann, Gunda (Deutschland) mehrf. Weltmeisterin, Olypiasiegerin im Eisschnellauf

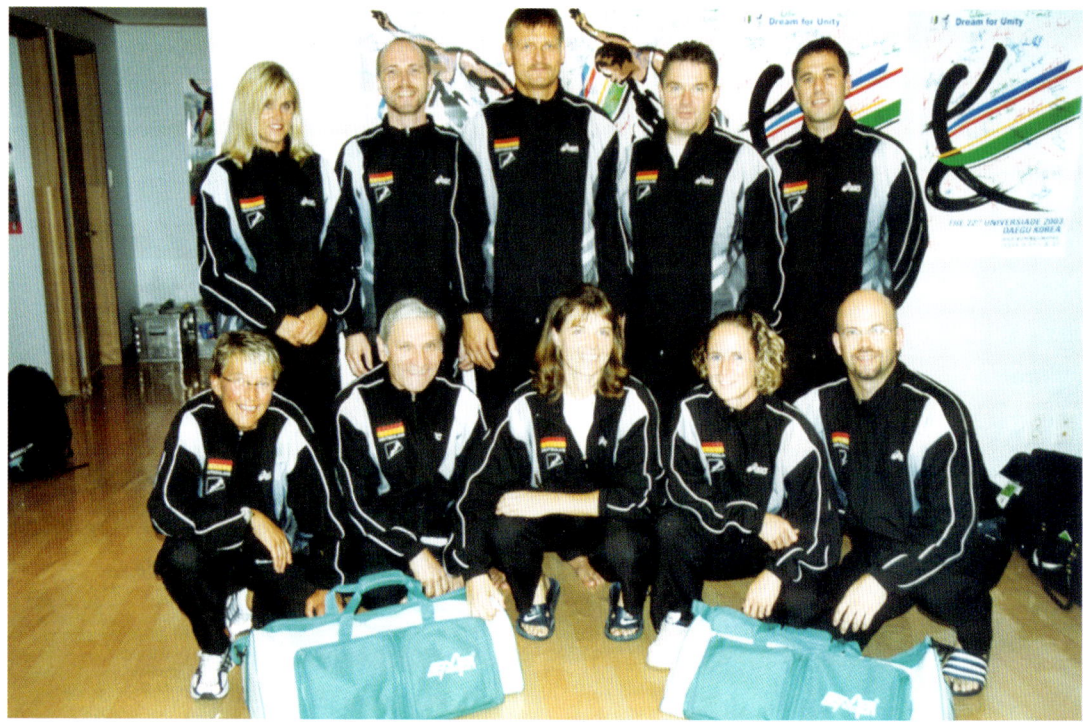

Fig. 26: Deutsche Teilnehmer der Universiade 2003 in Seoul (Korea)

8.2. Behindertensport

Was für den normal gesunden Menschen selbstverständlich ist, das ist für einen körperlich behinderten Menschen eine große Herausforderung, auf die einzugehen ein überdurchschnittliches Maß an Konsequenz und Energie erfordert: sportliche Aktivitäten, sei es als Freizeit- oder als Wettbewerbs- bzw. Turniersport.

Der so genannte Behindertensport ist bis heute allerdings zu einer eigenen Selbstverständlichkeit geworden. Weltweit finden in vielen Disziplinen regionale und internationale Wettbewerbe für Behinderte statt, bis hin zu den „Paralympics", den Olympischen Spielen für behinderte Sportler und Athleten. Doch mit dieser Akzeptanz des Behindertensports sind noch nicht die spezifischen Probleme von behinderten Sportlern gelöst.

Unter Behinderung, so lautet eine medizinische Definition, versteht man eine angeborene oder erworbene Schädigung, die zu einer Beeinträchtigung der aktiven Auseinandersetzung mit der Umwelt führt. Doch diese lässt noch nicht erkennen, dass und in welchem Maß behinderte Sportler in besonderer Weise gesundheitlich von ihrer Behinderung betroffen sind – wie selbstverständlich ebenso Behinderte, die nicht sportlich aktiv sind. Denn vor allem die aus der Behinderung resultierenden eingeschränkten Möglichkeiten, sich ausreichend „normal" zu bewegen, haben nachweislich negative Auswirkungen auf den gesamten Organismus. Stoffwechselstörungen und chronische Krankheiten sind eine häufige Folge von andauernden Bewegungsstörungen, wie sie z. B. durch eine Querschnittlähmung verursacht werden.

Solche Folgekrankheiten haben oftmals mit dem ursprünglichen Auslösefaktor einer Behinderung keinen direkten Zusammenhang, sondern sie entwickeln sich erst durch die Behinderung. Weiterhin sind Querschnittlähmungen in der Regel beispielhaft mit Nervenschmerzen von unterschiedlicher Intensität und Dauer verbunden, ebenso mit Störungen/Beeinträchtigungen der Darm- und/oder Blasenfunktion.

Wenn wir ohnehin schon feststellen müssen, dass ein Großteil der Zivilisationsmenschen auf Grund ihrer Lebensweise unter permanenten Mangelzuständen leidet (erklärbar mit der Vitalstoffarmut der Nahrung, falscher bzw. mangelhafter Atmung und Bewegungsmangel, aber auch mangelnder geistiger Betätigung), so wird gleich auch deutlich, dass umso mehr ein Behinderter von derartigen Problemen betroffen sein muss.

Der Bewegungsmangel und die behinderte Atemfunktion (fehlende tiefe Bauchatmung) eines Behinderten lassen also von Natur aus keine optimale energetische Aktivierung von Selbstregulierungsprozessen zu.

In diesem Zusammenhang entwickeln sich für eine Behinderung typische Folgeerscheinungen und – erkrankungen:
Blasenentzündungen – eine gestörte Darmperistaltik – Nervenschmerzen und Phantomschmerzen – Verspannungen – Druckstellen – motorische Störungen (Spasmen) – Schlafstörungen.

Doch für den Organismus eines Behinderten gelten die gleichen Gesetzmäßigkeiten wie für einen gesunden Organismus: Alle Lebensvorgänge, insbesondere der Stoffwechsel, basieren auf elektromagnetisch beeinflussbaren molekularen Reaktionen. Nur ein energetisch ausreichend aktivierter Organismus kann durch die Selbstregulationsmechanismen für einen funktionierenden Stoffwechsel sorgen, was die Basis für Gesundheit und Leistungsfähigkeit ist.

Als allgemeine Regulationstherapie kann die BEMER-Therapie auch dem Behinderten eine

wirkungsvolle Hilfe sein für verbesserte Mikrozirkulation (12), geringere muskuläre Mikrotraumen (23) und für höhere Leistungsfähigkeit (10). Diese Methode kann die Funktion gestörter Regelkreise wieder verbessern (7) und so weit wie möglich optimieren und dadurch den Stoffwechsel aktivieren. Da somit letztlich auch die Immunkraft des Organismus verbessert wird (5,12), bedeutet sie auch Vorbeugung vor Infektionskrankheiten sowie chronischen Krankheiten.

Mehr noch: Indem z. B. die BEMER 3000-Therapie Schmerzbeschwerden lindert (4) oder gar völlig ausschaltet, ermöglicht sie eine weitergehende Bewegungsfreiheit, was wiederum Voraussetzung dafür ist, dass man mit der sportlichen Mobilität Energiedefizite ausgleichen kann. Es schließt sich also durch die Verbindung von Behindertensport und BEMER 3000-Therapie ein Kreis aus Ursache und Wirkung, der für die Gesundheit bzw. die gesundheitliche Entwicklung eines Behinderten von überragender Bedeutung sein kann.

Fallbericht (vom Patienten selbst)
Martin Legner, Alter 61 Jahre:

Ich hatte am 5. 8. 1988 einen Paragleit-Unfall und bin seither querschnittgelähmt und im Rollstuhl. Seit dieser Zeit leide ich nahezu täglich unter Nervenschmerzen, die mich zwingen, je nach Intensität schwächere oder starke Schmerzmittel einzunehmen. Meine Nervenschmerzen waren teilweise so stark, dass ich ganze Nächte hindurch unter ihnen zu leiden hatte und oft den Arzt mitten in der Nacht rufen musste, damit er mir eine Spritze zusätzlich verabreichte.

Seit Juni 2000 benutze ich täglich die BEMER-Matte. Ich habe seither viel weniger Schmerzen und musste nicht einmal mehr Schmerzmittel einnehmen. Ich kann jetzt nachts viel besser schlafen und wache am Morgen ausgeruht und erholt auf.

Durch die Anwendung der BEMER-Matte konn-

te mein Stoffwechsel sehr aktiviert und angeregt werden, und ich hatte seit Juni 2000 auch keinen Harninfekt mehr.

Seit meinem Unfall spiele ich Rollstuhl-Tennis und zähle zu den Besten der Welt in dieser Sportart. In den letzten 2 Jahren hatte ich Probleme mit meiner rechten Schulter und außerdem einen Tennisarm. Durch die Benutzung der BEMER-Matte habe ich keine Schulter- und Armschmerzen mehr und kann meinen Leistungssport wieder schmerzfrei ausüben.

Insbesondere verstärken sich die nach der Querschnittlähmung betroffenen Muskeln. Die BEMER-Methode unterstützt den Muskelaufbau ganz hervorragend.

Auch die Konzentration und Kondition auf dem Tennisplatz sind spürbar besser.

Der Hauptgrund aber, warum mich die BEMER-Matte das ganze Jahr über weltweit zu den Rollstuhltennis-Turnieren begleitet, ist die Tatsache, dass ich seit der Verwendung von BEMER wesentlich weniger Nervenschmerzen in den Beinen verspüre.

Die BEMER-Matte hat meine persönliche Lebensqualität um ein Vielfaches gesteigert und mir ein so großes Wohlgefühl beschert, dass ich sie auf keinen Fall mehr hergeben möchte. Dass ich seither kein Zahnfleischbluten und keinen Haarausfall mehr habe, ist für mich ein schöner Nebeneffekt.

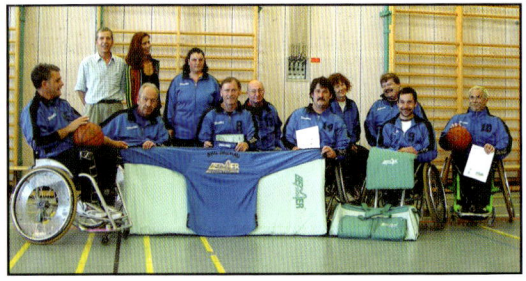

Fig. 27: Mannschaft der Rollstuhlbasketballer Dachau

8.3. Breitensport

Im Breiten- oder Freizeitsport kommen besonders die protektiven oder prophylaktisch wirkenden, aber auch die heilungsfördernden Eigenschaften der BEMER 3000-Elektromagnetfeldtherapie zum Tragen. Viele Freizeitsportler machen bei der Ausübung ihrer Sportart in der Freizeit doch gravierende Fehler, die dann zu Überlastungsreaktionen oder Verletzungen führen. Hauptfehler sind die ungenügende Vorbereitung auf die Ausübung sportlicher Aktivitäten, keine oder zu kurze Aufwärmübungen, Überschätzung des eigenen Leistungsvermögens und ungenügende Nachbehandlung nach sportlichen Aktivitäten. Meistens werden für diese Fehler Zeitmangel oder die Verneinung der Notwendigkeit solcher Massnahmen im Rahmen von Freizeitsportaktivitäten genannt.

Gerade für diese Gruppe von Sportlern stellt die Benützung der BEMER 3000-Therapie vor und nach sportlichen Aktivitäten eine gute Alternative dar. Folgende nachgewiesene Wirkungen dieser Therapie spielen dabei eine Rolle:

- Verbesserung der Versorgung von Organen durch Verbesserung der Mikrozirkulation und verbesserte Fließeigenschaften des Blutes (12,13)

- Erhöhung der körperlichen und psychischen Belastbarkeit (10)

- Verkürzung der Erholungszeit durch erhöhte Leistungsfähigkeit (10,23)

- Verringerung des Verletzungsrisikos durch verbesserte Muskeldurchblutung und dadurch beispielhaft Verminderung des Risikos von belastungsbedingten Muskelverletzungen (12, 13, 19, 23)

- Vorbeugung von Sportschäden

- Anregung des Knochenstoffwechsels und der Osteoblastenproliferation (11)

- Beschleunigung der Heilung von Sportverletzungen, wie z. B. Entzündungen an Sehnen und in Gelenken, Muskelzerrungen, Bänderrissen, Stauchungen und Prellungen (4, 7, 9, 12, 13, 19, 23)

Viele Leistungssportler machen sich diese Wirkungen, wie oben bereits beschrieben, schon zu Nutze, aber auch gerade die Gruppe der Freizeitsportler profitiert von diesen Wirkungen ganz besonders, helfen sie ihnen doch ihre sportliche Aktivitäten effektiver und mit deutlich verringertem Verletzungsrisiko auszuüben, wobei die Lebensqualität nochmals eine Steigerung erfährt.

Kapitel V

9. BEMER 3000-Elektromagnetfeldtherapie bei Tieren (Autor: Maximilian Preißinger)

9.1. Das BEMER 3000-Vet-System

Das BEMER 3000-Vet-Komplettsystem besteht aus einem Steuergerät, zwei Spulenmatten, einem Intensivapplikator, einem Ladegerät, einer Lichtdusche, alles zusammen in einer Tragetasche mit Zubehör. Das Steuergerät erzeugt den – über drei Intensitätsstufen einstellbaren – BEMER-Impuls von Prof. Dr. Wolf A Kafka (s. a.1.3.). Es wird über einen integrierten Akkumulator gespeist und garantiert so unbegrenzte Mobilität. Die Applikation erfolgt über zwei Spulenmatten, die auch einzeln eingesetzt werden können oder den Intensivapplikator. Der Intensivapplikator kann in einer kleinen Kunststofftasche eingeschoben werden und mittels Klettband, z.B. an Gliedmaßen, einfach angebracht werden.

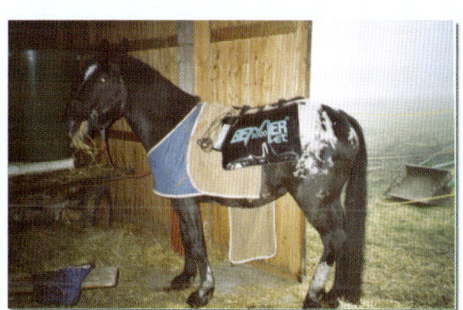

Fig. 28

Großtieren werden die beiden Spulenmatten mittels eines speziellen Gurtsystems – ähnlich wie ein Sattel – umgehängt und mit einem Bauchgurt fixiert. Das relativ schlag-, druck- und schmutzunempfindliche Steuergerät kann leicht angebracht werden.

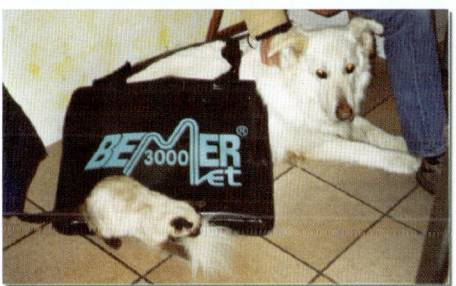

Fig. 29

Hunde, Katzen und Heimtiere nehmen einfach auf den Spulenmatten Platz, größeren Hunden kann man sie auch umhängen. Widerspenstige oder wilde Tiere können auch im Kunststoffkäfig, der auf der Matte steht, behandelt werden.

Als zusätzliches Therapiegerät enthält das BEMER-3000-Vet-System eine großflächige, intensive Rotlichtdusche, die im Wellenbereich von 660 nm (rotes Kaltlicht) für die lokale Therapie von Wunden, Schmerzpunkten und –arealen, Hautkrankheiten sowie zur Stimulation von Akupunkturpunkten geeignet ist (s. a. 2.6.).

9.2. BEMER 3000-Elektromagnetfeldtherapie bei ausgewählten Krankheiten in der Veterinärmedizin (Tierärztliche Praxis Maximilian Preißinger)

1. Fruchtbarkeitsstörungen beim Rind

Verringerte Konzeptionsraten, verlängerte Zwischenkalbezeit und Sterilität bis hin zum Totalverlust der Kühe führen in der Landwirtschaft zu hohen wirtschaftlichen Ausfällen.

Die häufigsten Ursachen hierfür sind Anöstrie (Brunstlosigkeit), stille Brunst (Ovulation ohne äußere Anzeichen der Brunst), Suböstrie (bei normaler Zyklusaktivität keine Brunst an den Ovarien = keine sprungreifen Follikel), Ovarialzysten sowie Erkrankungen des Uterus.

Wichtige Parameter zur Beurteilung des Fruchtbarkeitsstatus und als Steuerelemente biologischer Reaktionen sind folgende Enzyme:

a) Harnstoff: Der Serumgehalt dient zur Beurteilung der Eiweißversorgung. Harnstoff entsteht beim Wiederkäuer unter anderem in der Leber beim Eiweißabbau im Pansen überschüssig entstehendem Ammoniak NH_3 und wird von dort auf hämatogenem Weg über die Nieren ausgeschieden.

b) Gesamtcholesterin: Überhöhte und erniedrigte Gehalte stehen im Zusammenhang mit Ovarialstörungen und Aborten.

c) Gesamtbilirubin: Dies ist ein empfindlicher Indikator für beginnende Leberstörungen infolge Energiemangels (subklinische Ketose).

d) Glutamat-Oxalacetat-Transaminase (GOT): Erhöhte GOT-Werte stehen im Zusammenhang mit Genitalkatarrhen und Endometritiden. Bei Bestandsuntersuchungen erweisen sich die GOT-Werte als zuverlässige Indikatoren für fütterungsbedingte Leberzellschädigungen.

e) Glutamat-Dehydrogenase (GLDH): Diese steigt bei chronischer Leberzellschädigung infolge länger bestehender Fütterungsfehler an. Erhöhte Werte zeigen sich erfahrungsgemäß zwischen der 6.–8. Woche nach der Geburt.

Fallbeispiel:

In einer wissenschaftlichen Studie von Kafka und Preißinger wurden im Hochleistungsbetrieb von Herrn W. aus B.W. die Wirkung von BEMER 3000 vet bzgl. positiver Beeinflussung der Fruchtbarkeit untersucht.

Als Versuchstiere dienten 14 Hochleistungskühe (Holstein-Friesian, Jahresleistungen bis 11 846 kg Milch). 7 Tiere wurden im Abstand von 48 Stunden mit dem BEMER 3000-vet-Therapiegerät über eine Zeitspanne von 4 Wochen behandelt. Die anderen 7 Tiere blieben unbehandelt und dienten als Kontrollgruppe.

Die Stimulation mit dem BEMER 3000-Signal erfolgte konstant 12 min mit 30 µTesla.

Die bedarfsgerechte Futterrationierungen wurden vom Amt für Landwirtschaft und Ernährung in MN errechnet.

Die Probennahme an der Schwanzvene und die Blutanalyse erfolgte im Abstand von 8 Tagen. Die Analytik wurde von der Fa. MEDPHARM (jetzt SYNLAB) in Augsburg durchgeführt.

Der Trend der Beeinflussung durch das BEMER 3000-Signal zeigte sich besonders deutlich in der Darstellung der normierten Mittelwertdifferenzen.

Es wurden die Paardifferenzen der Behandlungsergebnisse mit und ohne BEMER 3000 gebildet und auf Nullhypothese geprüft, d. h. der Vergleich erfolgte zu gleichen Zeiten nach Versuchsbeginn, also unter Berücksichtigung jeweils gleicher Umgebungs- und Fütterungsbedingungen. Da sich eventuelle Schwankungen während der Versuchsphase aufheben könnten, kann ein Erfolg nur über die Differenzen von tabellierten Anfangs- und Endwerten gesichert werden.

Es stellte sich ein signifikanter Unterschied bei den GOT-Werten heraus. Bei einer vereinfachten Berechnung des vergleichenden prozentuellen Unterschiedes zwischen Anfangs- und Endwerten ergab sich folgendes Ergebnis:

a)   Harnstoff:

BEMER 3000-Gruppe: Die Behandlung führte bei 73% der Versuchstiere zur Senkung des Harnstoffspiegels.

Vergleichsgruppe: 57% der Tiere zeigten einen Anstieg des Harnstoffgehaltes.

b)   Gesamtcholesterin:

BEMER 3000-Gruppe: Es kam zu keinen wesentlichen Änderungen.
Vergleichsgruppe: Geringfügige Erhöhung des Normwertes über 150 mg/dl.

c)   Gesamtbilirubin:

Bei beiden Gruppen keine charakteristische Änderungen.

d)   GOT:

BEMER 3000-Gruppe: Bei allen behandelten Tieren kam es zur Senkung des GOT-Gehaltes (100%).

Vergleichsgruppe: Bei 57% der Tiere kam es zum Anstieg des Wertes.

e)   GLDH:

BEMER 3000-Gruppe: Bei 57% der Tiere führte die Behandlung zur Senkung des GLDH-Wertes.
Vergleichsgruppe: Bei 57% der Tiere kam es zum

Anstieg des GLDH-Wertes.

Die Behandlung von Kühen mit BEMER 3000-vet in den ersten 6 Wochen p. p. schafft die besten Voraussetzungen für eine erfolgreiche Wiederbelegung. Rein augenscheinlich verbesserte sich während der Studienphase auch die äußerliche Brunstsymptomatik.

Diese Studie ist nicht nur aussagekräftig hinsichtlich der Einsetzbarkeit des BEMER 3000-vet bei Fruchtbarkeitsstörungen, sondern liefert auch entsprechende Messergebnisse hinsichtlich der Einsetzbarkeit zur Prophylaxe bei subklinischen Ketosen und bei der Therapie von klinischen Ketosen.

2. Stoffwechselerkrankungen beim Wiederkäuer

Eine Sonderstellung bei den Stoffwechselerkrankungen des Rindes nimmt die Ketose (Acetonämie) ein. Sie ist Folge eines meist länger andauernden Mangels im Energiestoffwechsel.

Die klinische Ketose ist charakterisiert durch eine Erhöhung der Ketonkörperkonzentration in Blut, Harn und Milch.

Die klinischen Störungen können bei der häufiger vorkommenden indigestiven oder Verdauungsform züm einen verminderte Futteraufnahme, Pansenatonie (Rückgang bis Sistieren der Pansenbewegung) und als Folge Sinken der Milchleistung und Festliegen sein, während es bei der nervösen Form zu Unruhe, Zittern, Schreckhaftigkeit und kolikartigen Symptomen kommen kann.

Am häufigsten treten so genannte subklinische Ketosen auf. Bei diesen ist die Konzentration der Ketonkörper erhöht, es treten aber noch keine klinischen Störungen auf. Nur bei genauer Beobachtung können Milchrückgang, schlechte Konzeptionsrate oder sogar Wehenschwäche auftreten. Von einer alimentären Ketose spricht man, wenn von den drei Ketonkörpern β-0H-Buttersäure, Acetessigsäure und Aceton die β-0H-Buttersäure erhöht ist. Es liegt dann in der Regel eine fütterungsbedingte Ketose vor. β-0H-Buttersäure entsteht zum einen in fehlgegorener Silage, kann aber zum anderen auch im Pansen selbst bei kraftfutterreichen Futterrationen entstehen. Die Erhöhung der β-0H-Buttersäure steht in erster Linie als Zeichen schlechter Futterqualität (toxische Stoffe und verminderter Energiegehalt). Die durch Energiemangel bedingte Ketose entsteht durch eine unzureichende Verwertbarkeit mobilisierter Fettsäuren bei primärer oder sekundärer Unterversorgung durch Mangel an glukoplastischen Verbindungen. Hier steigt vor allem die Acetessigsäure-Konzentration an.

Die übliche Therapie erfolgt durch parenterale (orale) Glukosesubstitutionen, Injektion von Glucocorticoiden und Futterumstellung. Klinisch-chemisch wichtige Parameter sind neben den Ketonkörpern das Gesamtbilirubin, GOT und GLDH.

Die Studie über Fruchtbarkeitsstörungen von Kafka und Preißinger (ÖGT, Bad Alpbach 2001) liefert deshalb indirekt Ergebnisse über die BEMER 3000 vet-Therapie bzw. –Substitutionstherapie subklinischer und damit auch klinisch manifester Ketosen.

Durch das BEMER-Signal kommt es offensichtlich zu einer Aktivierung des Stoffwechsels in der Leber und einer Leberzellstabilisierung hinsichtlich subklinischer Ketosen bei Hochleistungskühen.

Die GOT-Konzentration, deren Erhöhung als zuverlässiger Indikator für fütterungsbedingte Leberzellschädigungen gilt, wurde bei der BEMER 3000 behandelten Tiergruppe zu 100% gesenkt (signifikanter Unterschied), GLDH zu 57% gesenkt während die Konzentrationen bei der Vergleichsgruppe anstiegen (jeweils zu 57%).

3. Hauterkrankungen

Neben allergologisch bedingten, bakteriell und mykotisch verursachten Erkrankungen der äußeren Haut spielen bei Hund, Katze und kleinen Heimtieren vor allem parasitär verursachte Infektionen eine große Rolle. Die Ursache wird durch qualitativ hochwertige Antiparasitarika oftmals rasch eingedämmt, während bei der Symptomenbehandlung der meist mit starkem Juckreiz einhergehenden ekzematös veränderten Hautareale bisweilen Komplikationen auftreten können.

3.1. Demodikose des Hundes

Die Haarbalgmilbe Demodex canis ist wahrscheinlich häufig vorkommender Bewohner der intakten Hundehaut. Siedlungsorte der Milben sind primär die Haarbälge oberhalb der Talgdrüsen. Bei starkem Befall und klinischer Manifestation parasitieren die Milben auch in den Haarbalgtalgdrüsen. Die Milben und dabei wahrscheinlich nur die Nymphen und die Imagines dringen aktiv in den Haarbalg ein und können dort ihren gesamten Entwicklungszyklus abschließen.

Die Ursache für die plötzliche Pathogenität können viele Faktoren, wie z. B. Hypothyreose, Biotindefizit, hormonelle und Stoffwechselstörungen, Stress, Endo- und Ektoparasiten oder auch Haarlänge, Geschlecht und Rassendisposition, sein. Die Übertragung erfolgt höchstwahrscheinlich im Welpenalter, wenn die Tiere meist dünn und kurz behaart sind, weil längeres und dichteres Haar für die sich sehr langsam bewegenden Milben eine undurchdringbare Barriere darstellen.

Die klinischen Symptome sind am häufigsten deutlich umschriebene erythematöse, schuppige, zunächst nicht juckende Alopezieherde, vor allem an den Lidrändern, an den Mundwinkeln und an den Vordergliedmaßen bei v. a. jungen Hunden. 85 bis 90% heilen spontan.

Die übrigen 10 bis 15% entwickeln sich zu einer generalisierten Demodikose, die meist durch bakterielle Sekundärinfektionen kompliziert wird. Die klinische Symptomatik äußert sich als Alopezie, Erythem mit starker Schuppenbildung und manifestiert sich als Seborrhöe, Pyodermie und Pruritus. Auch eine tiefe Pyodermisation mit Bronchopneumonie und Abszessbildung in inneren Organen kann sich entwickeln und führt dann meist zum Tod. Der Milbennachweis erfolgt histologisch nach Biopsie.

Die Therapie erfolgt mit Doramectin, bei Pyodermie werden zusätzlich Cephalexin, Gentamycin, Kanamycin u. a. angewendet.

3.2. Trombidiose (Herbstgrasmilbenbefall)

Hierbei handelt es sich um eine Entzündung der äußeren Haut, welche von der Herbstgrasmilbe (Neotrombicula autumnalis) hervorgerufen wird.

Die bis zu 0,5 mm große Milbe selbst (und auch das Nymphenstadium) lebt saprophytisch im Erdboden. Nur das 2. Larvenstadium lebt parasitisch, kriecht an Grashalmen hoch und haftet sich an die äußere Haut bei Hund, Katze, Pferd und auch beim Menschen (Sendlinger Krankheit). Die Larven ritzen die obersten Hautschichten ein und zersetzen mit ihrem Speichel die Zellen des Stratum granu-

Als therapeutisches Problem bleiben häufig die mit starkem Juckreiz einhergehenden Hautschrunden. Die BEMER 3000-Elektromagnetfeldtherapie ist bei der Demodikosetherapie und v. a. beim Heilprozess ein wichtiges Additiv.

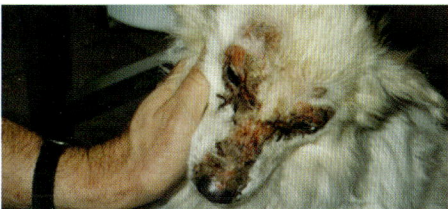

Fig. 30

Typisches Demodikosebild mit beginnender Pyodermie. Hund war bereits 9 Monate in Therapie u. a. in einer Tierklinik. Der Patient war inappetent und litt unter starkem Juckreiz.

Das Tier wurde in der ersten Woche zunächst nur jeden 2. Tag 12min mit Intensitätsstufe 2 therapiert, in der zweiten Woche täglich. Der Juckreiz ließ ab der zweiten Behandlung nach. Von da an zeigte er auch wieder gesteigerten Appetit.

Die erkrankten Areale wurden mitsamt den Haarfollikeln ab der zweiten Woche abgestoßen, das Haarkleid komplett erneuert.

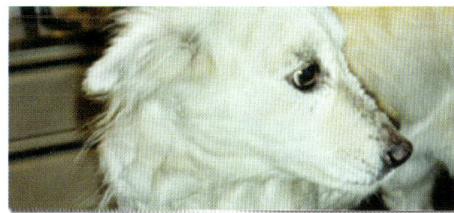

Fig. 31

Nach 6 Wochen waren die Haare nachgewachsen und das Fell in sich wieder geschlossen. Lediglich krustöse Vernarbungen auf dem Nasenrücken blieben als Andenken zurück.

losum, spinosum und germinativum. Nach dem Vollsaugen mit zellulärer Flüssigkeit fallen sie auf den Boden und entwickeln sich nichtparasitär weiter. Keine weiteren Krankheiten werden übertragen. Beim klinischen Bild zeigen sich mit Juckreiz einhergehende Rötungen, Pusteln und Quaddeln. Vorwiegend befallen sind haarlose und haararme, meist dünne Hautstellen wie Augenlider, Lippengegend, Ohrmuschel und Nasenrücken sowie der Zwischenzehenbereich. Die Erkrankung tritt nur im Spätsommer und Herbst auf. Die Diagnosestellung erfolgt visuell, da die paprikafarbenen Milbenflecken meist mit bloßem Auge zu erkennen sind, des Weiteren mittels Hautgeschabsel oder durchsichtigem Klebeband und mikroskopische Untersuchung sowie aufgrund des klinisches Bildes.

Therapiert wird üblicherweise mit Fipronil, Selamectin u. a.

Aber auch hier kommt es häufig zu Komplikationen beim Heilprozess, weil durch den starken Juckreiz immer wieder neue kleine Kratzer und Wunden gesetzt werden.

4. Degenerative Gelenkserkrankungen

Eine der wichtigsten Erkrankungen des Bewegungsapparates bei großwüchsigen, selten bei kleinen Hunderassen ist die Hüftgelenkdysplasie.

Sie ist nicht wie die Dysplasia coxae congenita beim Menschen angeboren, sondern die Veränderungen treten post natal während des Wachstums auf. Die primär beim Deutschen Schäferhund vorkommende Form bezeichnet man korrekterweise als Dysplasia acetabuli, weil sie mit einer Abflachung des kranialen Pfannenrandes beginnt. Erste klinische Symptome können bereits zwischen dem 4. und 12. Lebensmonat auftreten. Die Hunde zeigen meist eine spontane Lahmheit beim Aufstehen, die sich dann bei Bewegung wieder ver-

Fallbeispiel: Border-Collie-Mischling von Frau W. aus K.

08.08.2003 ▼

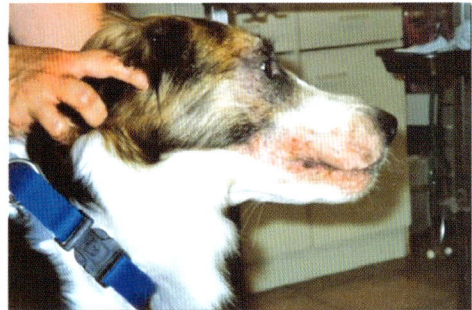

Fig. 32

02.09.2003 ▼

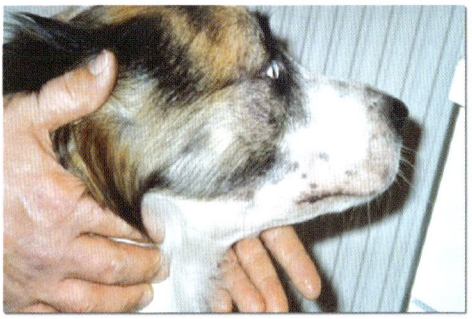

Fig. 33

Deutlich zu erkennen sind die krustösen Entzündungen an Lefzen, Nasenrücken, Augenbogen und Augenlidern. Des Weiteren bestand eine Konjunktivitis, eine Otitis externa, das Tier litt unter starkem Juckreiz, das Allgemeinbefinden war empfindlich gestört.

Die BEMER 3000 vet-Elektromagnetfeldtherapie erfolgte in annähernd zweitägigem Abstand jeweils 12 min mit Intensitätsstufe 3. Der Juckreiz war bereits ab der zweiten Behandlung deutlich besser. Die Therapie erfolgte über 10 Tage. Nach 4 Wochen war der Heilprozess abgeschlossen.

liert. Die passive Bewegung des Hüftgelenks ist in der Regel schmerzhaft. Die genaue Diagnosestellung erfolgt durch Röntgenbild. Die Prognose ist durch die fortschreitende Osteoarthrose meist ungünstig. Die operativen Therapiemöglichkeiten sind Hüftgelenksersatz, Pectineusmyotomie/-myoektomie, welche nur eine Schmerzverminderung bringt oder intertrochantäre Femurosteotomie (Resektion des Femurkopfes). Die medikamentöse Therapie mit Analgetika und Glukokortikoiden sollte nur bei älteren Patienten angewendet werden. Die konservativen Behandlungsmethoden zielen ab auf eine Entzündungshemmung und Hinauszögern bzw. Stoppen der arthrotischen Veränderungen. Sie erfolgt über das Füttern von Chondroitinsulfaten, Muschelextrakten und Teufelskralle sowie mittels Homöopathie.

Fallbeispiel: Deutscher Schäferhund, Besitzer Herr M. aus Kaufbeuren.

*Am **21. 04. 04** Vorstellung, beidseits HD 2. Grades mit Arthrose, Patient hat Schmerzen beim Aufstehen und beim Laufen, springt von alleine nicht mehr in den Hundetransportanhänger. Fütterung von Muschelextrakten und Chondroitinsulfaten brachte noch keine Besserung. Erstmalige Behandlung 12 min mit Spulenmatte und 6 min Intensivapplikator lokal jeweils mit Intensitätsstufe 3 (30 µT).*

23. 04. 04: *Tier kann erstmals seit längerem wieder selbstständig in den Transportanhänger springen. Weiterbehandlung lokal mit Intensivapplikator 12 min Stufe 2. Weitere Behandlungen am 29. 04. und am 05. 05. 04. Der Patient wirkt vitaler und zeigt ein deutlich gutes Allgemeinbefinden mit großem Appetit. Die Therapie wird am 11. 05. 04, 17. 05. 04 und am 24. 05. 04 mittels Spulenmatte 12 min Intensitätsstufe 2 fortgesetzt. Das Aufstehen*

funktioniert zügig ohne Anzeichen einer Lahmheit. Offensichtlich wurde die schmerzhafte Entzündung im Bereich des Hüftgelenks durch eine verbesserte Durchblutung und einen verbesserten artikulären Stoffwechsel eingedämmt.

5. Gelenkentzündungen

Bursitis und Tendovaginitis entsprechen in ihren verschiedenen Formen den Gelenkentzündungen. Kausalgenetisch unterscheidet man zwischen mechanisch-traumatisch, allergisch und hämatogen entstandenen.

Fallbeispiel:
Pferd von Frau G. aus Türkheim.

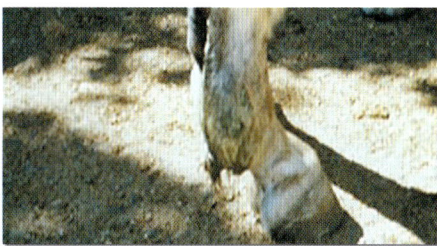

Fig. 34

07. 06. 04: *Bursitis (Tendovaginitis) vermutlich traumatischen Ursprungs nach Hufschlag. Pferd lahmt, deutlicher Palpationsschmerz. Therapie 3x täglich mit Intensivapplikator 6 min Stufe 3.*

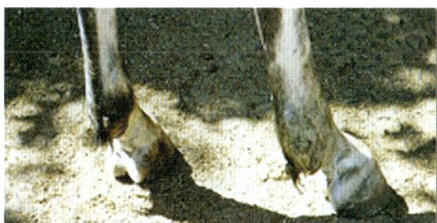

Fig. 35

08. 06. 04: *Lahmheit undeutlich.*
09. 06. 04: *Palpation ohne Schmerzreaktion möglich. Schwellung deutlich zurückgegangen.* ***11. 06. 04:*** *Keine Lahmheit mehr feststellbar.*

Referenzen zum BEMER 3000-vet-System:

1. Kafka WA und Preißinger M (2001) Vergleichende klinisch-chemische Untersuchungen als Nachweis zur Reduktion bestandsweise auftretender Fruchtbarkeitstörungen von Kühen durch speziell (BEMER 3000-typisch) gepulste elektromagnetische Felder niedriger Intensität. Bad Alpbach 2001

2. Kafka WA und Preißinger M (2002) Verbesserte Wundheilung durch gekoppelte, BEMER 3000-typisch gepulste Elektromagnetfeld- und LED-Licht-Therapie am Beispiel vergleichender Untersuchungen an standardisierten Wunden nach Ovarioektomie bei Katzen (felidae). In: Edwin Ganster (editor) ÖGT Kleintiertage Dermatologie 02.–03. März 2002, Salzburg Congress

3. Preißinger M (2001) Benificial application of pulsed electromagnetic fields in the veterinary praxis. In: W.A. Kafka (ed) II World Congress on Bioelectromagnetic Energy Regulation. Emphyspace Report 1, 2001, Mediquant Verlag, Triesen pp 38-41

4. Preißinger M (2004) Elektromagnetfeldtherapie mit BEMER 3000 in der Veterinärmedizin – Ausgewählte Erkrankungen und Wirksamkeitsnachweise

5. Dahme E und Weiss E (1988) Grundriss der speziellen pathologischen Anatomie der Haustiere, Ferdinand Enke Verlag Stuttgart

6. Rosenberger G und Dirksen G Krankheiten des Rindes. Blackwell Wissenschafts-Verlag Berlin 1994

7. Gothe R und Kraiß A (1983) Die Demodikose des Hundes: Tierärztliche Praxis 11, 349-360, Hans Marseille Verlag GmbH München

8. Niemand HG und Suter PF, Praktikum der Hundeklinik (1994), Blackwell Wissenschafts-Verlag Berlin

10. Referenzen

1. Banzer W (2001) Good quality management of Bemer 3000 application – referring to a multi – centric study. Vortrag 2nd Int. World Congress Bio-Electro-Magnetic-Energy-Regulation, Bad Windsheim 2001

2. Carpenter DO and Aryapetyan S (1994) Biological Effects of Electric and Magnetic Fields: Sources and mechanism (Vol 1); Beneficial and Harmful Effects (Vol 2); Academic Press 1994 ISBN 012160262

3. Drexel H, Becker-Casademont R und Seichert N (1988) Physikalische Medizin: Licht- und Elektrotherapie (Band 4) (Physical medicine; Light therapy and electrotherapy (Vol 4), Hippokrates Verlag (publishing company) ISBN 3-7773-0826-9, 1998, out of print

4. Härtling H (2001) The treatment of different orthopedical symptoms by Bemer 3000 application. Vortrag 2nd Int. World Congress Bio-Electro-Magnetic-Energy-Regulation, Bad Windsheim 2001

5. Jelínek R and Bláha J (2003) Preconditioning with repeated exposure to BEMER 3000 signal alleviates the embryotoxic effect of cyclophosphamide, Bioelectromagnetics, (i press)

6. Kafka WA (1999) Extrem langsam und breitbandig gepulste elektromagnetische Felder (WFR-ELF-PEMS) niedriger Energie für den therapeutischen Einsatz. Emphyspace 1999; 1:1-20

7. Kafka WA (2000) Extremely low, wide frequency range pulsed electromagnetic fields for therapeutical use. Emphyspace 2;1-20

8. Kafka WA (2002) Emphyspace Literatur-Datenbank: Biologische Wirkung elektromagnetischer Felder, (Emphyspace Literature Database: Biological effects of electromagnetic fields (www.emphyspace.com)

9. Kafka WA und Preißinger M (2002) Verbesserte Wundheilung durch gekoppelte, BEMER 3000-typisch gepulste, Elektromagnetfeld- und LED-Licht-Therapie am Beispiel vergleichender Untersuchungen an standardisierten Wunden nach Ovarektomie bei Katzen (felidae). In: Edwin Ganster (editor) Österreichische Gesellschaft der Tierärzte (ÖGT) Kleintiertage-Dermatologie 02.–03.März 2002, Salzburg Congress

10. Kafka WA and Spodaryk K (2004) The influence of extremely weak, Bemer 3000-type pulsed, electromagnetic fields on ratings of perceived exertion (RPE) at ventilatory threshold. 8. Congress of EFRR, Ljubjana 2004

11. Kafka WA, Schütze N, Walther M (2004) Der Einsatz extrem niederfrequent (BEMER-typisch) gepulster schwacher elektromagnetischer Felder im Bereich der Orthopädie. Orthopädische Praxis (subm.)

12. Klopp R, Michaelis H (2004) Vitalmikroskopische und reflexionsspektometrische Untersuchungen zur Wirkung des Gerätesystems

„BEMER 3000" auf den Funktionszustand der Mikrozirkulation. Bericht aus dem Institut für Mikrozirkulation, Berlin (2004 in prep)

13.   Michaelis H (2001) Die Wirkung pulsierender elektromagnetischer BEMER 3000-Pulse auf den menschlichen Organismus am Beispiel der Beeinflussbarkeit der Durchblutung. Vortrag 2nd Int. World Congress Bio-Electro-Magnetic-Energy-Regulation, Bad Windsheim 2001

14.   Karu T, Andreichuk T and Ryabykh T (1993) Changes in Oxidative Metabolism of Murine Spleen Following Laser and Superluminous Diode (660-950nm) Irradiation: Effects of Cellular Composition and Radiation Parameters, Lasers Surg Med 13, 453-462

15.   Michels-Wakili S, Kafka WA (2003,i press) Bemer 3000 Type Pulsed Low-Energy Electromagnetic Fields Reduce Dental Anxiety: A Randomized Placebo-Controlled Single-Blind Study. 10th International Dental Congress on Modern Pain Control lFDAS June 2003, Edinburgh, Scotland

16.   Polk C and Postow E (1996) Handbook of Biological Effects of Electromagnetic Fields, CRC Press 1996 ISBN 0849306418

17.   Quittan M, Schuhfried O, Wiesinger GF und Fialka-Moser V (2000) Klinische Wirksamkeiten der Magnetfeldtherapie - eine Literaturübersicht. Acta Medica Austriaca 3,61–68

18.   Spodaryk K (2001) Red Blood Metabolism and Haemoglobin Oxygen Affinity: Effect of Electromagnetic Field on Healthy Adults. In: Wolf A Kafka (editor) 2nd Int. World Congress Bio-Electro-Magnetic-Energy-Regulation, Emphyspace 2,15-19

19.   Spodaryk K (2002) The effect of extremely weak electromagnetic field treatments upon signs and symptoms of delayed onset of muscle soreness: A placebo controlled clinical double blind study, Medicina Sportiva 6,19-25

20.   Spodaryk K and Kafka WA (2003) Oxidant stress clearance in human erythrocytes by non-invasive stimulation with extremely weak (BEMER type) pulsed electromagnetic fields: A blinded, randomized, placebo-controlled study. Arch Biochem-Biophys, (subm)

21.   Tunér J and Hode L (1999) Low Level Laser Therapy - Clinical Practise and Scientific Background, Sweden: Prima Books, pp. 161–162

22.   Whelan HT, Houle, JM, Whelan NT, Donohoe DL, Cwilinski J, Schmidt MH, Gould L, Larson DL, Meyer GA, Cevenini V and Stinson H (2000). The NASA light-emitting diode medical program – progress in space flight and terrestrial applications. Space Tech & App Int'l Forum - 2000, 504, 37–43

23.   Villiger B (2003) Die Wirkung einer BEMER 3000-Therapie auf die Freisetzung und Elimination von Creatin-Kinase (CK) bei intensiver extremer Belastung. Vortrag 1. medical event Switzerland, Geroldswil (2003)

Schlusswort

Wer heilt, hat Recht. Haben die Anwender der BEMER 3000-Therapie Recht, weil sie bereits einigen Hunderttausend Patienten mit dieser Therapie helfen konnten? Darunter viele, die durch die klassische Medizin als austherapiert, also unheilbar, bezeichnet wurden. Unter diesem Gesichtspunkt ist natürlich die Frage erlaubt, warum diese Therapie doch noch weitgehend unbekannt ist.

Zum einen hat diese Therapie einen holistischen therapeutischen Ansatz, das bedeutet: Mit ein und derselben Therapie lassen sich unterschiedlichste Krankheiten erfolgreich therapieren. Das ist in der klassischen Medizin suspekt, da es nicht ins Gedankenschema passt und bei vielen Ärzten überhaupt nicht dem Wissen und der Einstellung zur Therapie von Krankheiten entspricht, die auf der Universität vermittelt und ihnen zu eigen wurde.

Zum anderen ist es eine Therapie, die nicht wie ein Pharmakon – also ein Arzneimittel – in seiner Dosierung, seiner Ausscheidung, seiner Vigilanz, seiner Dynamik oder Galenik messbar und nachweisbar ist. Ein weiterer Grund, sie in diesem Gedankengut als suspekt einzustufen.

Diese Therapie ist neu und sie verlangt von Ärzten, Therapeuten und Patienten ein Umdenken. Sie hilft dem Körper, seine eigenen Regulationsprozesse und seine Selbsthilfemechanismen ganz oder teilweise, da wo sie benötigt werden, wieder in Gang zu setzen. Nicht mehr, aber auch nicht weniger. Sie unterstützt den Körper in den regulierenden Prozessen, die die Natur im Evolutionsprozess entwickelt hat, um immer die bestmöglichste Voraussetzung der Gesunderhaltung und des Überlebens des Menschen zu bieten

Die moderne Medizin der Universitäten hat uns großartige Fortschritte gebracht, vor allem in der Notfallmedizin und der Behandlung akuter Krankheiten, aber wie hilflos steht sie vielen chronischen Erkrankungen und vor allem den Krankheiten, die durch Umweltschäden und dem so genannten technischen Fortschritt entstanden sind, gegenüber. Das sind nämlich genau die Krankheiten, bei denen der Körper in seinen Regulationsvorgängen ausreguliert, somit überfordert ist und sich nicht mehr selbst helfen kann.

Aber die BEMER 3000-Anwendung ist nicht nur Therapie, sondern auch Prävention. Sie hilft den Gesunden auch weiterhin gesund zu bleiben und schützt sie vor diesen Krankheiten, für die die klassische Medizin noch keine wirksamen Therapien anzubieten hat. Die Prävention gewinnt laufend an Wichtigkeit, sogar die Krankenkassen geben inzwischen einen Bonus, wenn ihre Versicherten Vorsorgeuntersuchungen wahrnehmen und auch im häuslichen Bereich entsprechend einer Gesunderhaltung gelebt wird. Würden Ärzte, Therapeuten, Versicherungen und Patienten mehr von dieser Therapie wissen oder sie überhaupt erst einmal zur Kenntnis nehmen, würde dieses Umdenken und damit die Anerkennung der BEMER 3000-Therapie wesentlich schneller erfolgen.

Dies möglich zu machen war und ist das große Ziel der Autoren in der Verfassung dieses Buches, und wir wünschen allen Lesern, dass sie zu Nutzern dieser Therapie werden mit der Aussicht auf ein langes Leben in Gesundheit.

11. Glossar

aerob – Begriff zur Charakterisierung von Stoffwechsel-Prozessen, die in Verbindung mit molekularem Sauerstoff ablaufen

anaerob – Begriff zur Charakterisierung von Stoffwechsel-Prozessen, die nur bei Abwesenheit von molekularem Sauerstoff ablaufen

Aneurysma – krankhafte Erweiterung eines arteriellen Blutgefäßes

Analgetika (Mz.) – schmerzstillende Mittel

Angiopathie – eine krankhafte Gefäßveränderung/Gefäßschädigung

Antiemetika (Mz.) - Arzneien/Pharmaka gegen Erbrechen

Arteriosklerose – häufig vorkommende Erkrankung der Arterien (□ s. Sklerose)

ATP – Adenosintriphosphat – energiereiche molekulare Verbindung

Doppelblindversuch/-Studie – weder Patient noch Arzt sind informiert, ob der Patient ein wirksames Medikament bzw. eine Anwendung erhält

Dysstress – unangenehme krankheitsbedingte Belastung

endogen – aus inneren Ursachen entstehend/wirkend

exogen – aus äusseren Ursachen entstehend/wirkend

Epidemiologie → **epidemiologisch** – Lehre von den Gesetzmäßigkeiten des zeitlich und räumlich begrenzten Auftretens von infektiösen/nicht infektiösen Krankheiten

Evidenz-basierte Medizin – auf augenscheinliche Wirksamkeit gründende Medizin/Therapie

Feld, elektromagnetisches – von einer elektrischen Feldquelle gleichzeitig ausgehendes elektrisches und magnetisches Feld (=Kraftfeld)

Frequenz – Zahl/Häufigkeit von Schwingungen

Genese – Entstehung/Entwicklung/medizinische Vorgeschichte

Hämatom – Bluterguss/Blutgeschwulst im Unterhautgewebe

Holismus – Ganzheitslehre

Hyperthyreose – Schilddrüsenüberfunktion/ Basedow-Krankheit

Hypertonie – Bluthochdruck

Hypotonie – erniedrigter Blutdruck

Hypoxie – Zustand von Sauerstoffmangel in den Körpergeweben

iatrogen – durch ärztliche Maßnahmen entstanden/ausgelöst

Immunsuppressiva – Substanzen, die in therapeutisch anwendbaren Konzentrationen die Immunabwehr dämpfen (z. B. bei Organtransplantationen, um die Abwehrreaktion des Organismus gegen das fremde Organ zu unterdrücken)

Indikation – Krankheitsmerkmal/Krankheits- bzw. Heilanzeige

irreversibel – nicht mehr rückgängig zu machen, unumkehrbar

Kohärenz – Zusammenhang/phasengleiches Aussenden von Lichtimpulsen

Kontraindikation – Gegenanzeige/Anhaltspunkte, die eine medizinisch-therapeutische Maßnahme verbieten

Malignität – Bösartigkeit von Krankheiten eines Tumors

neurotrop – auf die Nerven wirkend

Paradigma – Beispiel, Vorbild → Vergleichsmuster

Parameter – Bestimmungsgröße

Placebo – Scheinpräparat/Leerpräparat

Polarisation – hier: Lichtdrehung

Polyneuropathie – Erkrankung von peripheren Nerven

Protein – Eiweißkörper

Proteom – Die Gesamtheit aller in einem Zellzustand exprimierten Eiweiße

randomisiert – nach dem Zufallsprinzip zugeordnete Beobachtungs-/Messeinheiten (= Patienten) in eine Behandlungs- und eine Kontaktgruppe

reversibel – umkehrbar

Rezidiv – Rückfall

signifikant – bezeichnend/deutlich

Sklerose – Verhärtung eines Organs/Organteils/ häufig: von Blutgefäßen

Substitution/Substitutionstherapie – Ersetzung; Therapie des Ersatzes von normalen Organleistungen durch künstliche Zufuhr der nicht mehr gebildeten Substanzen (z. B. Hormone)

Synergie/synergistisch – Zusammenwirken/ zusammenwirkend

Tachykardie – Beschleunigung der Herzfrequenz

Teratogen – Einflussgröße, die ursächlich für die Entstehung einer Fehlbildung verantwortlich ist

Teratogenese – Entstehungsbedingungen einer Fehlbildung

Tesla – Nicola, kroatisch-amerikanischer Physiker und Elektrotechniker (1856-1943)

Tesla (T) – Maßeinheit für die magnetische Flussdichte

Validierung – Feststellung einer Gültigkeit

Validität – Gültigkeit der Ergebnisse von Messungen/Beobachtungen

vaskulär – die Gefäße betreffend

Zytostatika (Mz.) – Stoffe, die das Zellwachstum/ die Zellteilung hemmen (Tumorzellen)

12. Anhang

Produktinformation / Anwenderhinweise

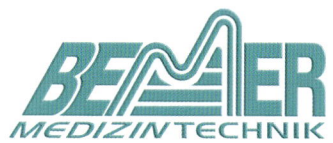

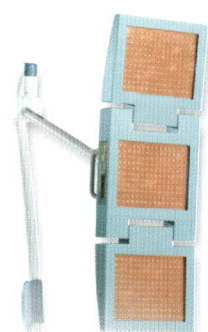

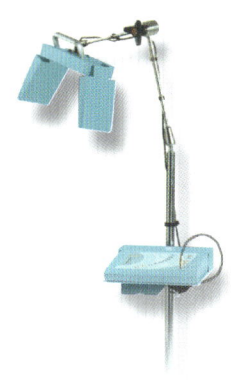

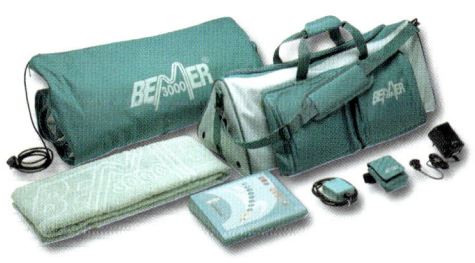

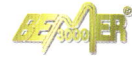 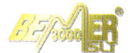 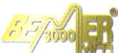 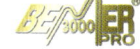 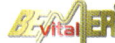 

BEMER 3000-Therapiesystem für die Praxis und die Heimanwendung geeignet und zugelassen

Das spezielle Signal ist fest im Steuergerät gespeichert. Verschiedene Intensitätsstufen und Programme lassen sich durch Tastendruck aktivieren.

Die Bedienung ist einfach und auch für ältere Menschen durchführbar (Intensitätsstufen **1-10** (jeweils 8 Minuten Behandlungszeit), Intensivprogramme **P1** (8 min), **P2** (12 min), **P3** (16 min), **P4** (20 min) über die Spulenmatte oder den Intensivapplikator).

Die **BEMER**-Anwendung kann mit anderen Therapien kombiniert werden oder diese positiv unterstützen.

Im Krankheitsfall und für optimale therapeutische Anwendung empfiehlt es sich, einen mit diesem System erfahrenen Arzt oder Therapeuten zu Rate zu ziehen.

Spulenmatte:
atmungsaktives Material,
elastisch, aufrollbar,
für die tägliche
Ganzkörperanwendung

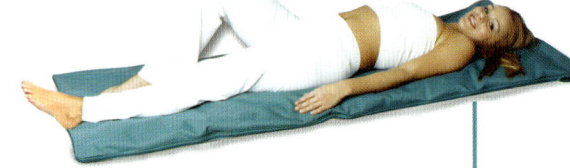

Steuergerät:
10 Intensitätsstufen,
4 Intensivprogramme

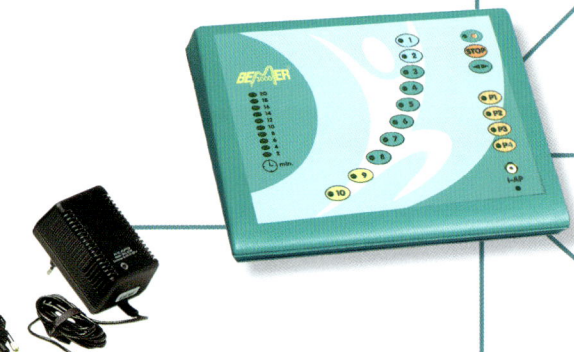

BEMER 3000-Komplettsystem
Im Komplettsystem sind folgende Produkte enthalten: Spulenmatte mit Mattenüberzug, Steuergerät, Intensivapplikator + Bag, Netzteil - 230 Volt, Tragetasche und Anwenderhandbuch.

230 Volt	**Art.-Nr.1210**
115 Volt	**Art.-Nr.11205**

Intensiv-Applikator:
für die lokale Anwendung
und zur Mitnahme auf
Reisen geeignet

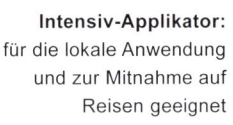

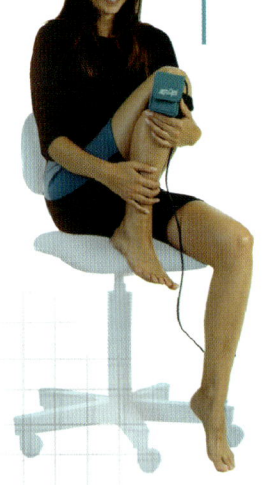

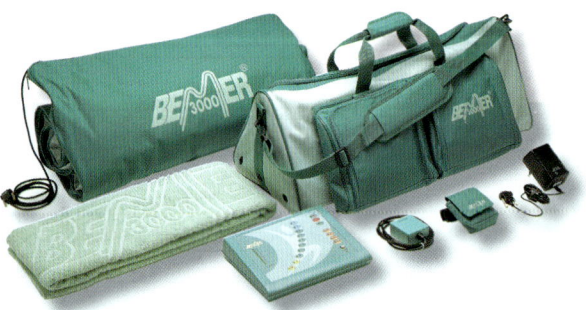

Accu-Pak

Der **BEMER 3000-Accu-Pak** ist ein externer Accu für Ihr **BEMER 3000-**Therapiesystem. Er besteht aus 10 Accu-Zellen, einem Anschlusskabel, einem Gehäuse und einem dazugehörigen Ladegerät. (Betriebsdauer: ca. 50 Std.)

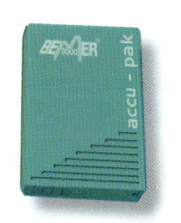

Optimal für Reisen

Art.-Nr.1512

Das **BEMER 3000**-Spulenkissen ist ein handlicher Applikator, der wesentliche Eigenschaften der Ganzkörperspulenmatte und des Intensivapplikators in sich vereint. Damit stellt es eine sinnvolle Ergänzung zu den beiden Standardapplikatoren dar.

Spulenkissen mit Reduzierkabel (bis ca. 35 Mikrotesla mittlere Flussdichte)

Verwendet man das Spulenkissen mit Reduzierkabel entsprechen alle Stufen und Programme den Intensitäten der Ganzkörperspulenmatte.

Die Vorteile des Spulenkissens liegen in einer grösseren Mobilität gegenüber der Spulenmatte. Bewegungseingeschränkte Personen haben die Möglichkeit der Anwendung im Sitzen. Es kann auf Reisen und im Auto verwendet werden. (Achtung: Aus Sicherheitsgründen darf ein medizintechnisches Gerät vom Fahrer nur bei abgestelltem Motor benutzt werden.)

Spulenkissen ohne Reduzierkabel (bis ca.100 Mikrotesla mittlere Flussdichte)

Verwendet man das Spulenkissen ohne Reduzierkabel, entsprechen alle Stufen und Programme den Intensitäten des Intensivapplikators. Der Intensivapplikator ist für punktuellen Einsatz, das Spulenkissen für grössere Flächen gedacht: grossflächige Hämatome, Ödeme und Verbrennungen, Coxarthrose, Morbus Bechterew und Osteoporose sowie Polyarthritis und Weichteilrheumatismus.

„**Variabel**"
Mit Reduzierkabel bis ca. 35 Mikrotesla und ohne bis ca. 100 ▼ Mikrotesla.

„**Praktisch**" im Sitzen anwendbar, z.B. bei Verspannungen und Schmerzen.

BEMER 3000-Kissen
Kissenapplikator mit Reduzierkabel

Art.-Nr.1320

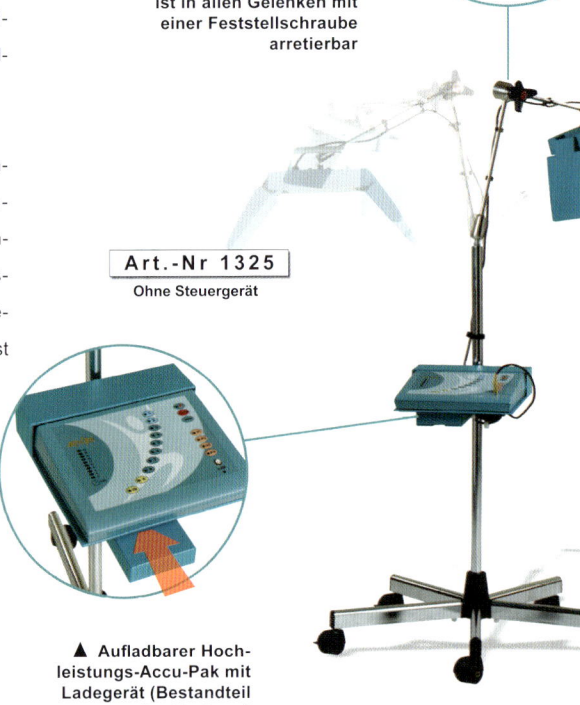

Multi-Funktions-Applikator für das BEMER 3000-Therapiesystem für den Einsatz in der therapeutischen Praxis

Der **BEMER 3000-MFA** ist durch seine besondere Flexibilität in allen Behandlungsbereichen der Elektromagnetfeld-Therapie praktisch einsetzbar.

Ob Rundumbehandlungen von Gelenken, ganzflächigen Wirbelsäulenbehandlungen, Schultergürtelbehandlungen, Kieferbehandlungen oder sonstigen, gezielten Elektromagnetfeldbehandlungen, der **BEMER 3000-MFA** ist immer anatomisch anpassbar.

▶
Der multiflexible Gelenkarm
ist in allen Gelenken mit
einer Feststellschraube
arretierbar

Art.-Nr 1325
Ohne Steuergerät

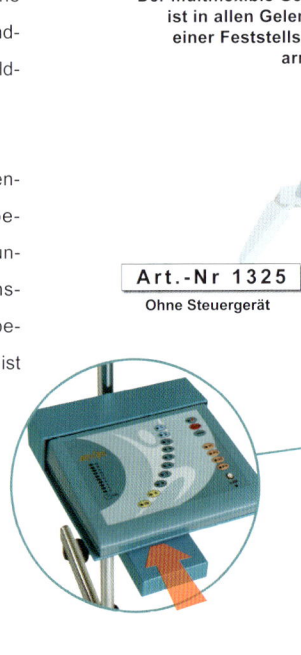

▲ Aufladbarer Hoch-
leistungs-Accu-Pak mit
Ladegerät (Bestandteil
des Systems)

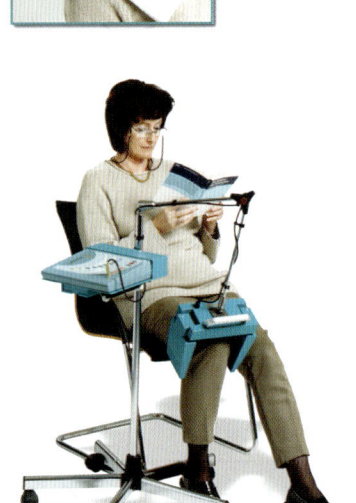

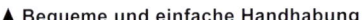

▲ Bequeme und einfache Handhabung

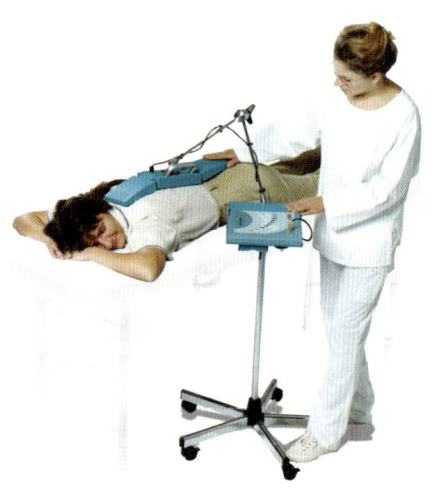

▲ Optimal für gezielte Anwendung

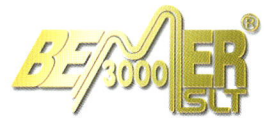

Innovation für die moderne Praxis

BEMER 3000-Spezial-Licht-Therapie
Synergismus von Licht- und BEMER 3000-Elektro-Magnetfeldtherapie

Im **BEMER 3000-SLT**-System sind die Erkenntnisse aus der Lichttherapie mit denen der **BEMER**-Elektromagnetfeldtherapie gekoppelt und technisch zu einem hervorragenden Therapiesystem vereint. Als Lichtquelle dienen superhelle Leuchtdioden, welche ein mit dem **BEMER**-Impuls getaktetes, annähernd monochromatisches Rotlicht mit einer Wellenlänge von 660 nm abstrahlen. Die Behandlung ist weitgehend temperaturunabhängig und liefert primär keine Wärme.

Im **BEMER 3000-SLT** sind zwei getrennte Therapiesysteme implementiert. Die Systeme der Lichttherapie und der Elektromagnetfeldtherapie können getrennt oder gleichzeitig verwendet werden. Bei der Lichttherapie kann ein sogenannter *„Softstart"* angewendet werden. Das heisst, die Lichtleistung wird innerhalb 30 Sekunden von geringer Intensität auf die vorprogrammierte Intensität hochgeregelt. Es sind 5 Festprogramme und 5 vom Anwender konfigurierbare Therapieprogrammspeicher integriert. Die zuletzt angewendeten Therapieeinstellungen werden ebenfalls gespeichert und können nach dem Einschalten des **BEMER 3000-SLT** für die nächste Therapie verwendet werden.

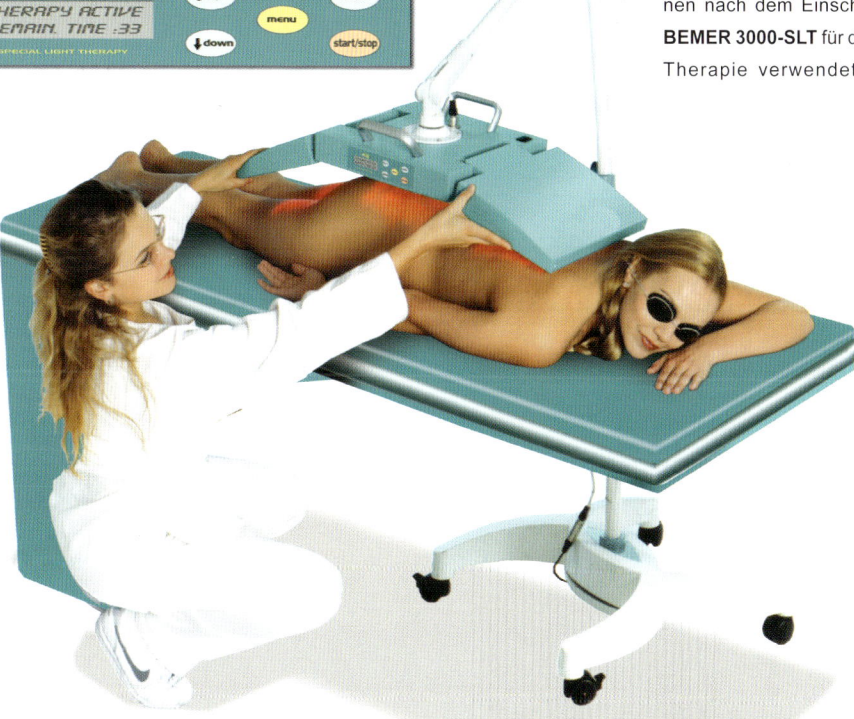

3 Therapiemöglichkeiten in einem Gerät:
- Lichttherapie
- BEMER 3000-Elektro-Magnetfeldtherapie
- Kombinierte Licht- und BEMER 3000-Elektromagnetfeldtherapie

Art.-Nr 1324

Ohne Liege

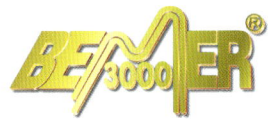

Verbindungskabel

Verbindungskabel D-Sub Kfz

Verbindung Steuergerät – Zigarettenanzünder

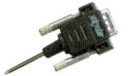

Art.-Nr. 1308

Verbindungskabel D-Sub 2 m

Art.-Nr. 1313

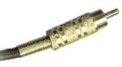

Verbindungskabel D-Sub 4 m

Verbindung Steuergerät – Spulenmatte

Art.-Nr. 1314

Verbindungskabel Cinch 2 m

Art.-Nr. 1315

Verbindungskabel Cinch 4 m

Verbindung Steuergerät – Intensivapplikator / Sitzkissen

Art.-Nr.1316

BEMER 3000-CONTROL

Optisches und akustisches Testgerät für Elektro-Magnetfeld-Applikatoren

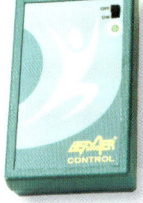

Art.-Nr. 1302

Transparenter Schonbezug im Fussbereich

Art.-Nr. 1312

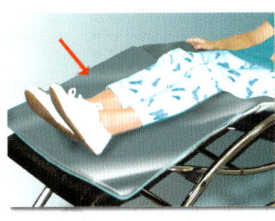

Acryl-Board

Art.-Nr. 1319

Ohne Steuergerät u. Zubehör

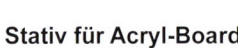

Stativ für Acryl-Board

Höhen-, neigungs- und winkelverstellbar

Art.-Nr. 1326

Ohne Steuergerät u. Zubehör

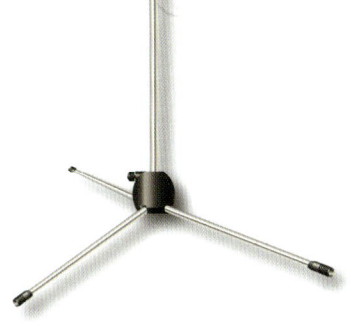

Acryl-Board-Wandhalterung

Verstellbare Acrylhalterung (ohne Stativ) für Wandmontage oder alsTischsteher

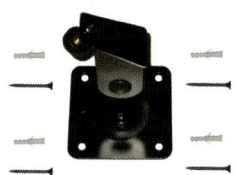

Art.-Nr. 1327

Ohne Steuergerät u. Zubehör

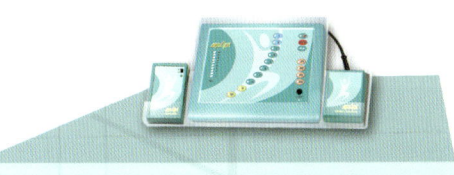

Weiteres Zubehör siehe Produktpreisliste

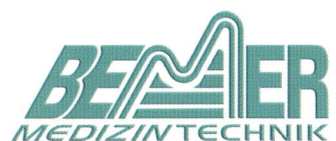

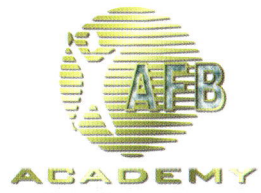

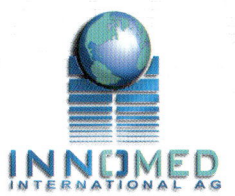

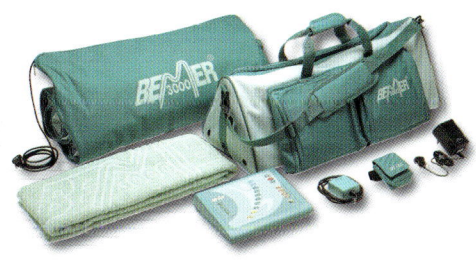

Anwenderhinweise
zum **BEMER 3000-** Therapiesystem

Verfasser:
Horst Michaelis
Direktor der
Akademie für
Bioenergetik
(AFB)

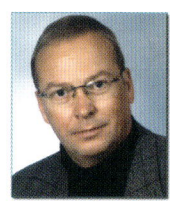

Die Anwenderhinweise beruhen auf Erfahrung tausender von Anwendungen und den Ergebnissen klinisch-wissenschaftlicher Forschungen.

Anwendungsbereiche:

- Zur Gesundheitsvorsorge und zur Steigerung der Leistungsfähigkeit
- Zur schnelleren Regeneration nach psychischer und/oder körperlicher Belastung
- Bei Krankheit als Basistherapie innerhalb eines ganzheitlichen Therapiekonzeptes in der Arztpraxis, Klinik oder in der Heimanwendung
- Im Rahmen der Rehabilitation und der Geriatrie

Wichtig:

Die Anwenderhinweise sind keine Aufforderung zur Selbsttherapie und können die Kompetenz des Mediziners nicht ersetzen. Sie bieten lediglich eine Grundlage für die **BEMER 3000-** Heimanwendung.

- Lassen Sie vor der Anwendung des **BEMER 3000-**Therapiesystems Ihre Beschwerden bzw. Erkrankungen von einem Mediziner abklären, sofern dies noch nicht geschehen ist. Zur Anwendung des **BEMER 3000-** Therapiesystems beraten Sie **BEMER-** Referenzärzte

- Verändern Sie nicht selbstständig die vom Arzt verordnete Medikation.

- Lassen Sie für Sie nicht erklärbare Körperreaktionen, die im Zusammenhang mit der **BEMER**-Anwendung auftreten, medizinisch beurteilen, um ggf. einer im Entstehen begriffenen Erkrankung angemessen begegnen zu können.

Für die medizinische Beratung zur Anwendung des **BEMER 3000**-Therapiesystems stehen Ihnen kompetente Ärzte, Heilpraktiker und Therapeuten und diesen die medizinische Hotline der **AFB** zur Verfügung.

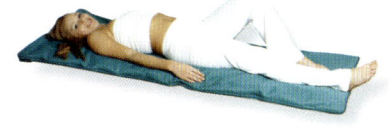

INHALT

SEITE

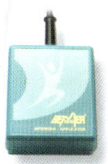

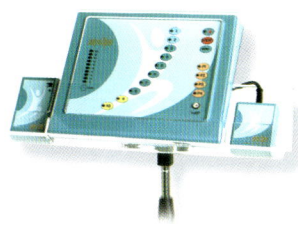

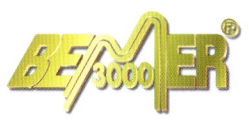

Das **BEMER 3000**-Therapiesystem besteht aus einem Steuergerät (Impulsgenerator) und verschiedenen Spulenapplikatoren, welche Sie wahlweise an das Steuergerät anschliessen können. Zur Grundausstattung eines Komplettsystems gehören eine Spulenmatte und ein Intensivapplikator. Zusätzlich gibt es ein Spulenkissen und einen Multifunktionsapplikator (**MFA**).

In der Spulenmatte sind vier Rundspulen (im Bereich des Oberkörpers) und zwei Ovalspulen (im Bereich der Beine) integriert, welche eine durchschnittliche Intensität (mittlere Flussdichte) von ca. 3,5 μT (Stufe 1) bis ca. 35 μT (Stufe 10) erreichen. Die Spulenmatte wird an der Rückseite des Steuergerätes angeschlossen.

Alle anderen Spulenapplikatoren werden direkt auf der Frontplatte des Steuergerätes eingesteckt und erreichen ohne die Zwischenschaltung eines Reduzierkabels (Zubehör) annähernd die dreifache Intensität der Spulenmatte, d. h. ca. 10 μT (Stufe 1) bis maximal 100 μT (Stufe 10).

Bei Verwendung des Reduzierkabels arbeiten die Spulenapplikatoren mit Intensitäten von ca. 3,5 μT bis ca. 35 μT.

Achtung: Die gleichzeitige Verwendung verschiedener Spulenapplikatoren ist nicht möglich. Sobald ein Spulenapplikator auf der Frontplatte des Steuergerätes eingesteckt ist und das System aktiviert wird, ist die Spulenmatte ausgeschaltet und der angeschlossene Spulenapplikator ist aktiv. Die Leuchtdiode unterhalb der Einsteckbuchse zeigt an, ob der Spulenapplikator (Diode leuchtet) oder die Spulenmatte (Diode leuchtet nicht) aktiv ist.

Das Steuergerät erzeugt den spezifischen, patentrechtlich geschützten **BEMER**-Impuls nach **Prof. Dr. Wolf A. Kafka**, der sich durch ein breitbandiges Frequenzspektrum auszeichnet. Mittels dieses Impulses, der über die Spulen als magnetisches Feld den Körper durchdringt, können vielfältige und komplexe physiologische Wirkungen ausgelöst werden, die den Organismus in seiner Funktions- und Leistungsfähigkeit unterstützen und stärken. Im Gegensatz zu Elektromagnetfeldgeräten, bei denen aufgrund herkömmlicher Impulse die Frequenzen und Intensitäten separat eingestellt werden müssen, erzielen Sie mit dem **BEMER 3000**-Therapiesystem die Wirkung über die Auswahl der Intensitätsstufen (1 bis 10) bzw. Programme (P1 bis P4) und die, auf die Wirkung bezogen, individuell zu wählenden Applikatoren.

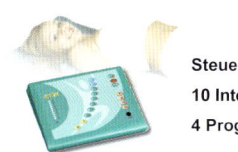

Steuergerät:
10 Intensitätsstufen,
4 Programme

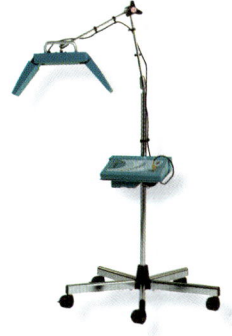

(Multi-Funktions-Applikator)
Multifunktioneller Spezialapplikator für das BEMER 3000-Therapiesystem. Für den Einsatz in der medizinischen Praxis.

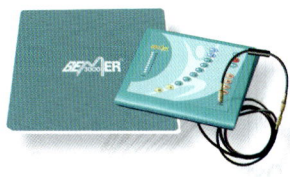

BEMER-Spulenkissen mit Reduzierkabel bis ca. 35 Mikrotesla und ohne bis ca. 100 Mikrotesla.

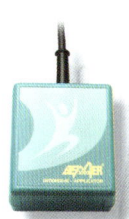

Intensiv–Applikator:
für die lokale Anwendung und zur Mitnahme auf Reisen geeignet

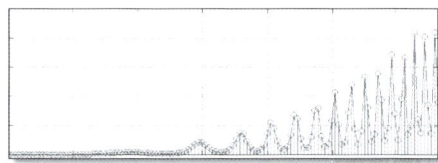

Der BEMER-Impuls (nach Prof. Dr. Wolf A. Kafka)

Die BEMER-Anwendung unterscheidet im Wesentlichen zwei verschiedene Anwendungsformen.

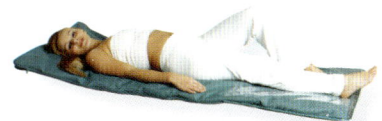

1   Spulenmatte:

Die Anwendung der Spulenmatte nach dem Basisplan (**BP**) dient der allgemeinen Verbesserung der energetischen Gesamtsituation des Menschen, in deren Folge die Voraussetzungen für vielfältige Stoffwechselprozesse und Selbstregelmechanismen verbessert werden. Sie bildet die Grundlage für Prävention und Therapie.

Spulenmatte:
für die tägliche Ganzkörperanwendung

2.   Weitere Applikationsmodule:

Spulenkissen, Intensivapplikator und Multifunktionsapplikator sind auf lokale Wirkungen ausgerichtet.   Da sich ein Magnetfeld mit zunehmender Entfernung stark abschwächt, sind für Tiefenwirkungen meist höhere Intensitätsstufen notwendig. Ein schrittweises *„In-die-Tiefe-Gehen"* wird über die vier Programme erreicht.

Die Applikationsmodule bilden eine ideale Ergänzung zur Spulenmatte.

Intensivapplikator, Tasche mit Klettverschluss

Hinweis:

Ausführliche Informationen zu den physiologischen Wirkungen und die Begründung der Anwendungsmöglichkeiten finden Sie in der **AFB**-Fachinformation, dem **EMPHYSPACE-REPORT** bzw. erhalten Sie auf den entsprechenden Fachseminaren.

BEMER-Spulenkissen im Sitzen anwendbar, z. B. bei Verspannungen und Schmerzen.

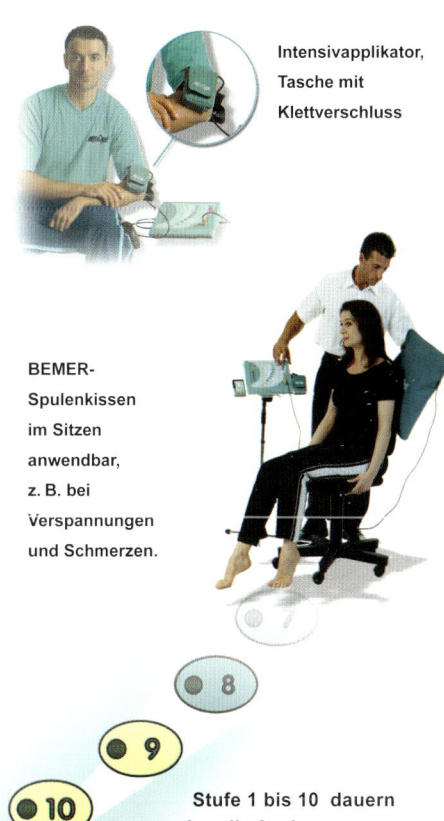

Anwendungsdauer:

Die Anwendungsdauer ist auf die Therapieerfahrungen und die physiologischen Erkenntnisse abgestimmt und im Gerät einprogrammiert. Bei Aktivierung einer der zehn Stufen (1 bis 10) schaltet das Gerät den Impuls automatisch nach acht Minuten ab. Die Programme haben eine Dauer von **P1**=acht, **P2**=zwölf, **P3**=sechzehn bzw. **P4**=zwanzig Minuten. Eine Minute nach Therapieende schaltet sich das Gerät selbsttätig aus.

Um den Signalton (dreifaches Piepen), der am Ende einer Anwendung ertönt, zu unterdrücken, halten Sie beim Aktivieren der Stufe bzw. des Programms Ihrer Wahl die entsprechende Taste für ca. zwei Sekunden gedrückt.

Stufe 1 bis 10 dauern jeweils 8 min.

08 min. ——————— P1

12 min. ——————— P2

16 min. ——————— P3

20 min. ——————— P4

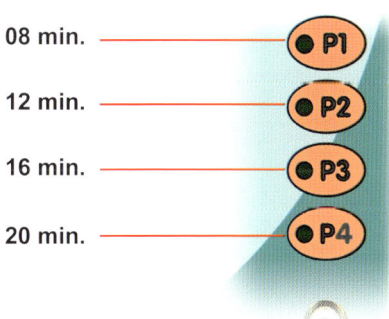

System / Grundsätze

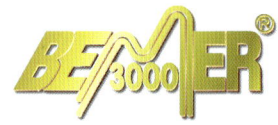

Anwendungshäufigkeit:

Das BEMER 3000-Therapiesystem sollte möglichst täglich angewendet werden. In der Therapie bedeuten sporadische Anwendungen eine geringere Wirkung, wodurch sich die Therapiedauer verlängert.

Überdosierungen bzw. Gewöhnungseffekte sind beim **BEMER 3000**-Therapiesystem nicht bekannt.

Die Verteilung der Anwendungen über den Tag folgt keinem pauschalen Reglement, sondern richtet sich viel mehr nach dem Ziel der Anwendung und den Möglichkeiten des einzelnen Anwenders.

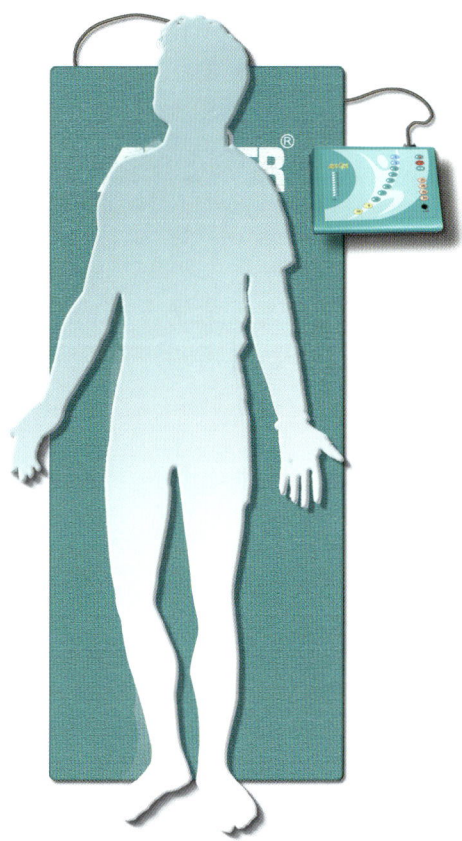

- Zur Standardtherapie sollten zwischen den einzelnen **BEMER**-Anwendungen etwa drei bis vier Stunden liegen. Zur Prävention und Erhaltung von Gesundheit und Leistungsfähigkeit sind ein bis zwei Anwendungen am Tag durchaus ausreichend.

- In der Arzt- oder therapeutischen Praxis ist meist nur eine Behandlung täglich möglich, wobei diese sich i. d. R. aus einer Anwendung über die Spulenmatte und unmittelbar anschliessend einer speziellen, lokalen Therapie mit einem der anderen Spulenapplikatoren zusammensetzt (Doppelanwendung).

- In der Heimanwendung kann man den Einsatz je nach den individuellen Möglichkeiten und Erfordernissen gestalten. Als Grundsatz gilt, mehrere Einzelanwendungen über den Tag verteilt sind sinnvoller als wenige Doppel- bzw. Mehrfachanwendungen.

- Mitunter erlaubt der zeitliche Rahmen jedoch nur bis zu zwei Anwendungen am Tag. In diesem Fall sind bei entsprechendem therapeutischen Bedarf, ähnlich der Anwendung in der Praxis, Doppelanwendungen zu empfehlen.

- Bei akuten Verletzungen sind mitunter häufigere oder auch direkt aufeinanderfolgende Anwendungen des **BEMER 3000**-Therapiesystems angezeigt.

Thermographische Erfassung des Hautoberflächentemperaturverlaufs

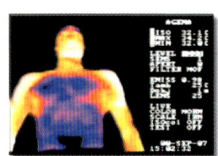

Vor der BEMER-Anwendung

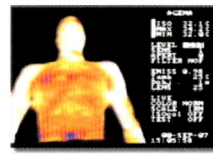

Während der BEMER-Anwendung

Beide Seiten der Spulenmatte und des Spulenkissens haben die gleiche Wirkung.

Die Körperlage auf der Spulenmatte (Länge 1,70 m) sollte mittig sein, bei größeren Menschen ist es unerheblich, ob der Kopf, die Beine oder beides über die Spulenmattenenden hinausreichen. In der körperlichen Bewegung eingeschränkte Menschen können sowohl im Sitzen als auch im Liegen mit der Spulenmatte „zugedeckt" werden.

Das Anschlusskabel der Matte befindet sich am oberen Ende der Spulenmatte (Kopfbereich).

Wie tausende Anwendungen in der therapeutischen Praxis gezeigt haben, reagieren Menschen sehr unterschiedlich auf die einzelnen Intensitätsstufen, wobei Zusammenhänge zwischen Stoffwechsellage, Intensität und Wirkung häufig zu erkennen sind. Auf das **BEMER 3000**-Feld konnten unterschiedliche Reaktionen von Durchblutungsparametern bei verschiedenen Intensitätsstufen beobachtet werden. Die in der Praxis gewonnenen Erfahrungen, auf denen die Anwendungshinweise beruhen, werden durch Untersuchungen mittels Photoplethysmographie (Methode zur Untersuchung von Durchblutungsparametern) gestützt.

Die Erfahrung zeigt, je schlechter die Stoffwechsellage, um so niedriger die Stufen (Intensitäten). Mögliche Anhaltspunkte für eine verschlechterte Stoffwechsellage sind verminderte körperliche und / oder geistige Leistungsfähigkeit, Müdigkeit, Krankheiten, Schmerzen, erhöhter Ruhepuls, Kurzatmigkeit, psychischer Stress u. v. a.

Der Basisplan (BP):

Der Basisplan zielt auf optimale Unterstützung von Regelmechanismen mit entsprechenden positiven physiologischen Wirkungen ab. Der Basisplan ist Anwendungsgrundlage bei allen krankhaften bzw. das Wohlbefinden einschränkenden Zuständen und bei prinzipiell unklarer Stoffwechsellage.

Die Basisplan-Anwendung (BP-Anwendung) mit der Spulenmatte sollte i. d. R. mehrmals täglich erfolgen. Kombinationen der Spulenmatte mit anderen Stufen oder Programmen bzw. die Anwendung anderer Applikatoren (Doppelanwendungen) sind möglich.

Als Anwendung entsprechend Basisplan gilt ein wochenweises Steigern von **Stufe 3** auf **Stufe 6**, d. h. ein Zyklus

der BP-Anwendung dauert vier Wochen. Mit Ablauf eines Zyklus wird die Intensität direkt auf Stufe 3 zurückgesetzt und ein neuer BP-Zyklus beginnt.

Basisplan (Anwendung über die Spulenmatte)			
WOCHE	1	STUFE	3
WOCHE	2	STUFE	4
WOCHE	3	STUFE	5
WOCHE	4	STUFE	6
WOCHE	5	STUFE	3
WOCHE	6	STUFE	4
WOCHE	7	STUFE	5
WOCHE	8	STUFE	6
WOCHE	9	STUFE	3
	USW.		USW.

Hinweise zum Basisplan:

- Unter bestimmten Bedingungen (z. B. auf Reisen) kann die **BP**-Anwendung ersatzweise über das Spulenkissen bzw. den Intensivapplikator erfolgen. Dazu wird das Reduzierkabel zwischen Steuergerät und entsprechendem Spulenapplikator gesteckt und der Applikator über dem Brust-/Bauchbereich (Solar Plexus) positioniert.

- Bei extrem schlechter Stoffwechsellage (z.B. starker Übersäuerung), bei starker Elektrosensibilität und Wetterfühligkeit sowie bei psychisch sehr labilen Menschen ist die Anwendung bei **Stufe 1** zu beginnen, um dann wochenweise bis auf **Stufe 6** zu steigern.

- Sollte sich die Stoffwechselsituation während eines laufenden Zyklus der **BP**-Anwendung verschlechtern (z. B. durch einen Infekt, eine Verletzung/Unfall oder Operation usw.) wird der aktuelle Zyklus abgebrochen und man beginnt einen neuen Zyklus direkt mit **Stufe 3**.

- Ist der systematische Therapieaufbau der **BP**-Anwendung nicht möglich (z. B. weil ein Patient nur zweimal wöchentlich die ärztliche bzw. therapeutische Praxis aufsuchen kann), wird statt dem wöchentlichen Steigern der einzelnen Stufen die Spulenmatte mit **P3** angewendet.

Grundsätze/Allg. Spulenm.

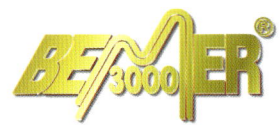

Stufen 1 und 2

- Entspannung und Beruhigung des vegetativen Nervensystems
- Stressabbau

Bevorzugt bzw. in Ergänzung zum Basisplan anzuwenden bei: Einschlafstörungen (unmittelbar vor dem Zubettgehen), massivem psychischen Stress, depressiven Verstimmungen, Hyperaktivität, generalisierten Muskelschmerzen.
Weiterhin geeignet bei: Elektrosensibilität, starker Über-säuerung, Nervosität und Unruheempfinden

Stufen 3 bis 8

- Variabler Bereich zur allgemeinen Unterstützung von Regulierungsmechanismen bzw. Verbes-serung verschiedener physiologischer Stoff-wechselprozesse

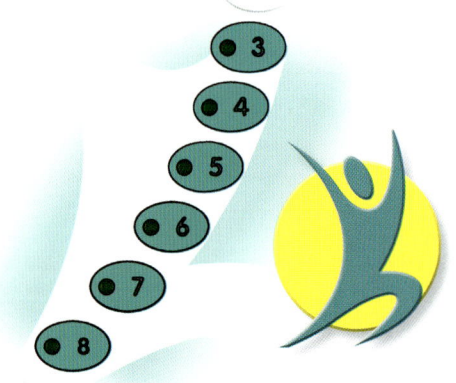

Bei sehr guter bis guter körperlicher und geistiger Leistungs-fähigkeit sowie einem guten Allgemeinbefinden ist die Anwendung der mittleren bis hohen Stufen (Stufen 6 bis 8) zu empfehlen.
Bei den meisten krankhaften Zuständen bzw. bei einer allgemeinen Leistungsschwäche sind die Stufen 3 bis 6, entsprechend dem Schema des Basisplans anzuwenden.

Besonderheit:

Die Stufen 3 bis 4 werden von gesunden Personen bei akuten kurzfristigen Stresssituationen oder kurzfristiger körperlicher Überlastung (sportliches Training u. ä.) in der Regenerationsphase angewendet.

Stufen 9 und 10

- Regenerierende Tiefenwirkung auf Knochen und Gelenke
- Aktivierung und Stabilisierung des Immunsystems

In Ergänzung zum Basisplan anzuwenden bei: genera-lisierter Osteoporose, multiplen Arthrosen, Polyarthritis, Thromboseneigung, Autoimmunkrankheiten, Schwäche des Immunsystems u. a. gezielte Anwendungen und aufgrund höherer Intensitäten effektivere Wirkungen, lassen sich auf lokal begrenztem Raum mit den verschiedenen Spulenapplikatoren (ohne Reduzierkabel) oft erreichen.

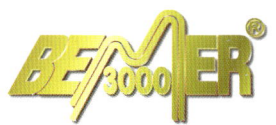

Wie weiter vorne beschrieben erreichen Spulenkissen, Intensivapplikator und Multifunktionsapplikator ohne die Zwischenschaltung eines Reduzierkabels die etwa dreifache Intensität der Spulenmatte bei gleichen Einstellungen am Steuergerät.

Da die Menschen in ihren Körpermassen sehr verschieden sind und beispielsweise Gelenkumfänge durch Schwellungen stark variieren können, ist eine exakte Angabe einzelner Stufen zur Behandlung bestimmter Beschwerden, bei denen eine definierte Eindringtiefe in den Körper erreicht werden müsste, nicht möglich. Aus diesem Grunde wurden vier Programme entwickelt, bei denen einzelne Intensitätsstufen zeitlich hintereinander geschaltet sind und welche nach bestimmten Zeitintervallen systematisch erhöht werden, wodurch die Eindringtiefe nach und nach gesteigert wird.

Die Programme des BEMER 3000-Therapiesystems

Verwendung des Intensivapplikators: punktuelle Tiefenwirkung
Verwendung des Spulenkissens ohne Reduzierkabel: großflächige Tiefenwirkung

⏱ min. Programmdauer	Programmierung	Eindringtiefe in den Organismus	Allgemeine Anwendungsbereiche	Beispiele für spezielle Indikationen
P1 — 10, 8, 6, 4, 2	2: 2 min; 3: 2 min; 4: 4 min	**gering** Behandlung oberflächlicher Beschwerden hautnaher Bereich	Schmerzsyndrome, Verspannungen an der Körperoberfläche	oberflächliche Muskelverspannungen und Wunden (Schürfwunden); Spannungskopfschmerz
P2 — 14, 12, 10, 8, 6	2: 2 min; 3: 2 min; 4: 4 min; 6: 4 min	**gering bis mittel** Behandlung von tiefer liegenden Beschwerden	akut entzündliche Prozesse; Verspannungen der tief liegenden Muskulatur; Schmerzsyndrome in tiefer liegenden Körperregionen	Arthritis; infektiöse Wunden; Neuralgien; Verbrennungen
P3 — 18, 16, 14, 12, 10	2: 3 min; 3: 3 min; 4: 3 min; 5: 3 min; 6: 4 min	**gering bis mittel** Behandlung von tiefer liegenden Beschwerden	akut entzündliche Prozesse; Verspannungen der tief liegenden Muskulatur; Schmerzsyndrome in tiefer liegenden Körperregionen	Arthritis; infektiöse Wunden; Neuralgien; Verbrennungen
P4 — 20, 18, 16, 14, 12	6: 3 min; 7: 3 min; 8: 3 min; 9: 5 min; 10: 6 min	**tief** Behandlung von tief liegenden Beschwerden	chronisch degenerative Prozesse; akute Traumen; Organ- und Drüsenstimulation	Arthrosen; Frakturen; chronische Bronchitis; Ödeme; schwere Verbrennungen; Hexenschuss; Bandscheibenvorfall; Wundversorgung nach Operationen; Tinnitus

Hinweis: Die in der Tabelle aufgeführten Indikationen dienen nur als Beispiel für bestimmte Eindringtiefen, da es sich bei der **BEMER**-Anwendung um ein am Wesen von Krankheit und Leistungsschwäche orientiertes und nicht um ein klassisches indikationsbezogenes Verfahren handelt.

BEMER 3000 ist ein geprüftes und als medizintechnisches Gerät zertifiziertes System der Klasse IIa. Diese Klassifizierung beinhaltet Wirksamkeitsnachweise und Risikoanalysen und gewährleistet, dass aufgrund der geringen abgestrahlten Energiemenge keine schädigenden Wirkungen im menschlichen Organismus hervorgerufen werden können. Die Qualitätssicherung der **BEMER**-Therapiesysteme erfolgt aufgrund der Produktion durch den ISO-zertifizierten Hersteller sowie die gesetzlich vorgeschriebene Auditierung und Zertifizierung der Konformitätsbewertung durch eine ‚Benannte Stelle', die in besonderer Verantwortung für die objektive und sorgfältige Überwachung der Produktion, d. h. der eingerichteten Qualitätssicherungssysteme der Hersteller oder der Produkte selbst, stehen.

Entsprechend dem Europäischen Beobachtungs- und Meldesystem sind keine gesundheitlichen Risiken mit dem Einsatz des Gerätes bekannt geworden. Nebenwirkungen und unerwünschte Wechselwirkungen sind bei millionenfachen Anwendungen bisher nicht aufgetreten.

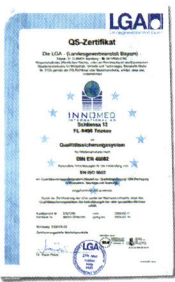
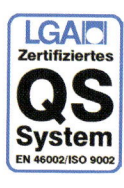

Relative Kontraindikation:

Bei Menschen mit frischen Fremdorgantransplantationen ist die Anwendung des **BEMER 3000**–Therapiesystems ausschließlich durch einen Arzt unter Abwägung möglicher Risiken erlaubt. Eine Aktivierung des körpereigenen Immunsystems ist in diesen Fällen unerwünscht, weil eine entsprechende Immunantwort zu Abstossungsreaktionen führen könnte.

Hinweis: Die häufig für die Therapie mit elektromagnetischen Feldern aufgeführten Kontraindikationen, wie z. B. Schwangerschaft, Herzschrittmacher, Hirnschrittmacher, Insulinpumpen, Kunststoff- bzw. Metallprothesen gelten für das **BEMER 3000**-Therapiesystem aufgrund der enorm niedrigen Energieabstrahlung nicht.

Da Wechselwirkungen mit elektronischen Implantaten nicht von vornherein ausgeschlossen werden können, sind die durch den Implantat-Hersteller festgelegten Grenzwerte ausschlaggebend. Im Zweifelsfall sollten **BEMER**-Anwendungen zunächst unter Aufsicht eines entsprechend informierten Arztes vorgenommen werden, um sicher zu stellen, dass das **BEMER**-Signal keine Beeinflussung des Implantatsignals zur Folge hat. Ein akutes Risiko besteht nicht.

Bei Infektionskrankheiten mit Fieber, bei schweren Herzrhythmusstörungen (Herzrasen), bei grossen Aneurysmen (ab Schweregrad 4), bei schweren Psychosen und bei nicht-kompensierten Anfallsleiden (z. B. Epilepsie) sollte grundsätzlich vor der **BEMER**-Therapie ein **BEMER**-Therapieerfahrener Arzt konsultiert werden.

Die BEMER-Anwendung unterstützende Massnahmen:

- Bequeme Körperlage, enge Kleidung öffnen

- Die **BEMER**-Anwendungen sollten unter angenehmen, störungsfreien Bedingungen, in einem wohltemperierten Raum (ca. 22°C, ansonsten zudecken!) erfolgen.

- Vor und nach jeder **BEMER**-Anwendung ist das Trinken eines Glases Wasser ohne Kohlensäure zu empfehlen.

- Prinzipiell sollte auf eine ausreichende Flüssigkeitszufuhr geachtet werden, d. h. ca. 2 Liter, vorzugsweise reines kohlensäurefreies Wasser über den Tag verteilt.

- Unmittelbar vor einer **BEMER**-Anwendung sollte auf den Genuss von koffein(teein)-haltigen Getränken verzichtet werden.

- Weiterhin sollte unmittelbar nach **BEMER**-Anwendungen auf das Rauchen verzichtet werden.

Hinweis: Die **BEMER**-Therapie kann mit allen schulmedizinischen und naturheilkundlichen Methoden kombiniert werden.

Die Anwendungsbeispiele basieren auf langjährigen Erfahrungen, können aber entsprechend individueller Reaktionen modifiziert werden.

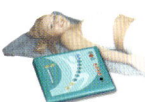

Unspezifische Leistungsschwäche, Burn-Out-Syndrom

Morgens	Tagsüber	Abends
Basisplan (BP)	Basisplan (BP)	Stufe 1
Spulenmatte	Spulenmatte	Spulenmatte

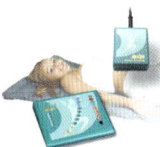

Osteoporose, unspezifische Infektanfälligkeit

Morgens	Tagsüber	Abends
Basisplan (BP)	Stufe 10	Basisplan (BP)
Spulenmatte	Spulenmatte	Spulenmatte

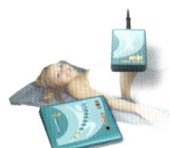

Diabetes mellitus Typ II, Leberschwäche

Morgens	Tagsüber	Abends
Basisplan (BP)	Programm 4	Basisplan (BP)
Spulenmatte	Intensivapplikator über Bauchspeicheldrüse bzw. Leber	Spulenmatte

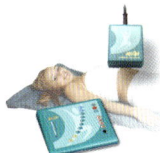

Grippaler Infekt, akute Bronchitis

Morgens	Tagsüber	Tagsüber	Abends
Stufe 3	Stufe 10	Stufe 3	Programm P4
Spulenmatte	Spulenmatte	Spulenmatte	Intensivapplikator über dem Brustbein

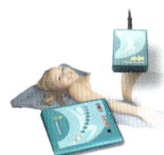

Migräne, Kopfschmerzen (bei Muskelverspannungen)

Morgens	Tagsüber	Tagsüber	Abends
Basisplan (BP)	Programm 1	Programm 1	Stufe 1
Spulenmatte	Intensivapplikator im Nacken	Intensivapplikator im Nacken	Spulenmatte

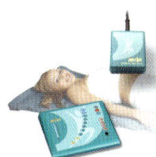

Arthrose, Knochenbruch

Morgens	Tagsüber	Tagsüber	Abends
Basisplan (BP)	Programm P4	Basisplan (BP)	Programm P4
Spulenmatte	Intensivapplikator über betreffendem Bereich	Spulenmatte	Intensivapplikator über betreffendem Bereich

Bandscheibenvorfall, Ischialgie, Hexenschuss

Morgens	Tagsüber	Tagsüber	Abends
Basisplan (BP)	Programm P4	Basisplan (BP)	Programm P4
Spulenmatte	Intensivapplikator über betreffendem Wirbelbereich	Spulenmatte	Intensivapplikator über betreffendem Wirbelbereich

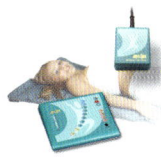

Akute Verletzung, Bluterguss, Prellung, Quetschung, Schwellung

Nach Erfahren der Verletzung empfiehlt sich der schnellstmögliche Einsatz des Intensivapplikators mit Programm P4 über dem Trauma. Auf das Kühlen kann in dem Fall verzichtet werden!

Morgens	Tagsüber	Tagsüber	Abends
Basisplan (BP)	Programm P4	Basisplan (BP)	Programm P4
Spulenmatte	Intensivapplikator über der Verletzung	Spulenmatte	Intensivapplikator über der Verletzung

Indikationen / Beispiele

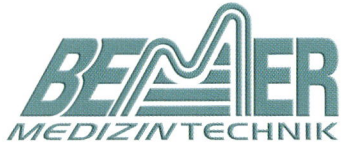

Der Partnerverband der **BEMER**-Medizintechnik ist in wenigen Jahren zu einem weltweit renommierten Unternehmen bezüglich der Herstellung, dem Vertrieb und der Forschung im Bereich von physikalischen Therapiesystemen gewachsen.

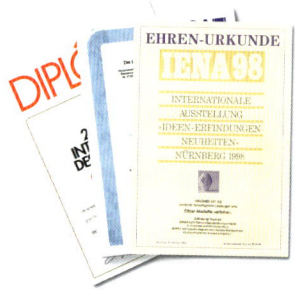

Die Produktlinien erstrecken sich von modernsten Elektromagnetfeld- und Lichttherapiegeräten für die medizinische sowie private Anwendung bis hin zu sinnvollen Nahrungsergänzungsprodukten.

Die Markennamen **BEMER 3000, BEMER 3000-VET, BEMER 3000-SLT** und **BEMER-VITAL** sind heute als Qualitätsprodukte auf allen Kontinenten bekannt.

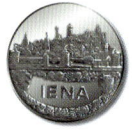

BEMER 3000 mit
Silber ausgezeichnet
Internationale Erfinder-
messe IENA1998

Unter Leitung von **Prof. Dr. Wolf A Kafka (Emphyspace)** werden in internationaler Zusammenarbeit mit führenden wissenschaftlichen Einrichtungen, Universitäten und Kliniken zur **BEMER 3000**-Elektro-magnetfeld- und **S**pezial-**L**icht-**T**herapie grundlegende Forschungen betrieben.

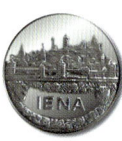

BEMER 3000-VET mit
Silber ausgezeichnet
Internationale Erfinder-
messe
IENA 1999

Auf großen internationalen Erfindermessen wurden die **BEMER**-Therapiesysteme mit Gold- und Silbermedaillen ausgezeichnet.

Durch die nach **ISO-Norm** zertifizierte Produktion ist gewährleistet, dass nur Produkte zum Verbraucher/Anwender gelangen, die ein strenges Qualitätsmanagement und die dementsprechenden Prüfverfahren durchlaufen haben.

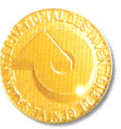

BEMER 3000 mit
Gold ausgezeichnet
27E SALON INTERNA-
TIONAL DES INVENTI-
ONS
Genf 1999

Ausgezeichnete Serviceleistungen, kompetente Einschulung von Ärzten, Therapeuten und Geschäftspartnern sowie permanente Betreuung von Anwendern garantieren ein Höchstmaß an Kundenzufriedenheit. **BEMER**-Medizintechnik bemüht sich ständig, ein kompetenter und zuverlässiger Partner für Gesundheit, Vitalität und Lebensfreude zu sein und zu bleiben.

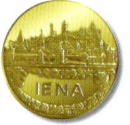

BEMER 3000-SLT mit
Gold ausgezeichnet
Internationale
Erfindermesse
IENA 2001

Das oberste Unternehmensziel ist, den Kunden und Anwendern zu jeder Zeit nach den neuesten Erkenntnisständen eine optimale Leistung zu bieten.

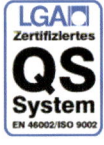

93/42/EWG,
Anhang IV

Dr. med. R. Oesterle	Dieses Buch möchte ich als ausgezeichnetes wissenschaftliches und praktisches Handbuch der speziellen Magnetfeldtherapie mit dem BEMER 3000-System nach Prof.Dr.W A Kafka, nicht nur für die energetisch behandelnden Praktiker, sondern insbesondere auch für die naturheilkundlich interessierten Kollegen bezeichnen, um den Einstieg in diese biophysikalische Behandlung mit modernster Technologie als Gegenpol zu der immer unbefriedigender werdenden Schulmedizin zu erleichtern und zu vertiefen.
Dr. med. K. Lehnert	Die Autoren haben in den vier bearbeiteten Kapiteln eine auf die praktische Arbeit abgestellte Wissensvermittlung gewählt und die theoretischen sowie praktischen Abhandlungen mit Hinweisen auf Referenzen und in der Anlage mit einer Auswahl von Originalarbeiten unterlegt. Es ist den Autoren mit der Gliederung ein interessanter Mix aus theoretisch-naturwissenschaftlichen Grundlagen, Wirksamkeitsnachweisen, Anwendungsbeobachtungen in der Praxis und gerätetechnischen Informationen gelungen.
	Die Wissensvermittlung in den Kapiteln erfolgt gestrafft und verständlich. Die Auswahl von Darstellungen und Bildern ist sparsam, unterstützt die Texte in angemessener Form.
Dr. med. D. Haußer	Lieber Wolf Kafka, lieber Wolfgang Bohn,
	Herzliche Gratulation!
	Ihr habt uns mit dem Büchlein „Energie-Gesundheit- BEMER 3000" ein großartiges Geschenk gemacht. In übersichtlicher Weise sind die wissenschaftlichen Grundlagen, der Aufbau und die Wirkung das BEMER-Signals und die Anwendungsmöglichkeiten bei gesunden und kranken Menschen – und auch bei Tieren - kurzgefasst, verständlich und lehrreich dargestellt.
Dr. med. A. Neureiter	Insgesamt ein informatives Buch für den interessierten Leser
Dr. med. Jarda Dbaly	Lieber Wolf, lieber Wolfgang,
	in erster Linie möchte ich Euch beiden herzlich gratulieren zu dem ausgezeichneten „Werk", dem Buch, das Ihr geschrieben habt. Es war sicher ein ganz schwieriges Unternehmen, die Ansprüche an Verständlichkeit und doch dabei eine Fachlichkeit auf hohem Niveau zu kombinieren. Es ist Euch ausgezeichnet gelungen und wenn man das aus der laienhaften wie auch der fachlichen Seite betrachtet ist es verständlich, sachlich und einfach GUT!!